Kinderernährung
lebendig und schmackhaft

URS HOCHSTRASSER

Kinderernährung
lebendig und schmackhaft

*Ein Handbuch für
optimale Kinderernährung
mit viel Wissenswertem und bewährten,
leckeren Rezepten*

Verlag Ernährung & Gesundheit

Kinderernährung
lebendig und schmackhaft

4. Auflage 2008
ISBN 978-3-927676-17-6

© Verlag Ernährung & Gesundheit
Schmautzer-Büchl-Weg 19
82266 Inning a. Ammersee
Telefon: 08143/959501
Telefax: 08143/959502
e-mail: info@ernaehrung-bewusstsein.de

Umschlaggestaltung: Erika Baumann
Lektorat: Reiner Otto Schmid
Zeichnungen: René Hummel
Druck: Wilhelm Uhl, Bad Grönenbach
Gedruckt auf Recyclingpapier

ISBN 978-3-927676-17-6

Danksagung

Ein liebes Dankeschön richte ich an meine Frau
für ihre große Hilfe und an meine beiden Kinder
Heidi und Neal, die mich dazu gebracht haben,
eine optimale Ernährungsform zu erarbeiten und
im täglichen Leben erfolgreich anzuwenden.

Danken möchte ich auch meinen Eltern und
meinen Geschwistern, die zu meiner Wesens-
bildung viel beigetragen haben, für Ihre Geduld
und für alles, was ich von ihnen lernen durfte.

Ein herzlicher Dank geht an alle unsere Freunde,
die in irgendeiner Form zur Verwirklichung dieses
Buches beigetragen haben.

Ebenfalls danken möchte ich den vielen Eltern,
die uns um Rat aufgesucht und dadurch uns
bewegt haben, dieses Praxisbuch zu schreiben.

Urs Hochstrasser

Inhaltsverzeichnis

VORWORT

Die in diesem Buch beschriebene Kinderernährung ist in erster Linie für unsere Kinder gedacht, wird jedoch von Erwachsenen gerne und jederzeit mitgenossen. Seit Äonen wird diese Form der natürlichen Ernährung von der Natur vorgegeben, mit der wir unseren Kindern nicht nur Nahrung geben und sie irgendwie am Leben erhalten, sondern ihnen die Vitalstoffe zukommen lassen, welche sie für ein gesundes Wachstum sowie für ein geistig reges Leben benötigen.

Mit dieser Ernährungsmethode ermöglichen Sie Ihren Kindern einen Lebenseinstieg, welcher seinesgleichen in der heutigen schnelllebigen, Fast-Food-orientierten Gesellschaft sucht. Dieses Buch zeigt ihnen, welche Ernährung unseren Kindern die Aufbaustoffe, die Vitalität und die Energie liefert, die den heutigen hohen Anforderungen gerecht werden, damit sie die vor ihnen stehenden Lebensaufgaben tatkräftig meistern können.

Was wir in unserem bisherigen Leben über Ernährung alles zu lesen und zu hören bekamen, hat oftmals mehr der Nahrungsmittelindustrie genützt als unserer Gesundheit. Die neu gewonnenen Erkenntnisse, welche uns zu einem höheren geistigen Verständnis bringen, motivieren uns, dieses grundlegende Wissensgut allen Menschen zur Verfügung zu stellen.

Das, was mit unserer Nahrung in der gegenwärtigen Zeit geschieht, sei es durch widernatürliche Anbaumethoden, Raffinierung, Verarbeitung oder Genmanipulation, führt uns - und insbesondere unsere Kinder - immer weiter weg von einer natürlichen und gesunden Ernährung. Kinder, die mit einer soweit wie möglich naturbelassenen Ernährung aufwachsen dürfen, können dadurch später auch viel selbstständiger und überlegter über ihr Leben bestimmen als Kinder, welche mit versteckten Abhängigkeiten und Süchten großgezogen werden.

Walo Gauch-Keller

Zum Geleit

Als drittes Kind, geboren in einer Familie mit acht Kindern, erhielt ich schon recht früh die Gelegenheit zu lernen, wie man mit Kleinkindern umgeht. Ich hatte da die wunderbare und liebevolle Lernhilfe meiner Mutter und befand mich im Schlepptau meiner beiden älteren Schwestern. Sehr oft habe ich mir damals in Gedanken gewünscht, bereits Vater oder Mutter sein zu können. Beides wäre mir recht gewesen.

Jetzt bin ich es, Vater von zwei prächtigen Kindern, auf die ich stolz bin. Vom Physischen abgesehen, kann ich persönlich auch heute keinen großen Unterschied darin erkennen, ob ich Vater oder Mutter bin. Die Aufgabe ist die gleiche, wenn wir es richtig machen wollen. Und weil ich es richtig machen will, ist das Optimale gut genug. Die Liebe zu meiner Familie und die Liebe zu meinen Mitmenschen, im Besonderen zu den Kindern, wirken als Triebfeder, die Wahrheit immer aufs Neue zu finden. Diese Liebe und die Suche nach der Wahrheit haben mich um den ganzen Globus gejagt und mich meine Erfahrungen machen lassen. Die Erfahrung hat mich gelehrt, die Wahrheit mit Hilfe der Mitmenschen in mir selbst zu finden.

Meine berufliche Laufbahn im Gastgewerbe hat mich mit Nahrung und Beherbergung verbunden, jedoch die Essenz dessen erarbeitete und erhielt ich erst im Nachhinein. Leidende, kranke und sterbende Menschen in der Bircher-Benner-Klinik ließen mich aufhorchen und brachten mich dazu, mich für die Gesundheit einzusetzen. Weiteres Studium in der Schweiz, Amerika, Indien und auf anderen Reisen haben mich auf die Ursachen der Krankheiten aufmerksam gemacht.
Ich möchte mit diesem Buch Wissen aus Erfahrung und Studium an meine Mitmenschen weitergeben, ihnen behilflich sein und von ganzem Herzen die Kinder davon profitieren lassen.

Urs Hochstrasser

VON DEN KINDERN

Deine Kinder sind nicht Deine Kinder.
Sie sind die Söhne und Töchter der Sehnsucht des
Lebens nach sich selbst.
Sie kommen durch Dich; aber nicht von Dir,
und obwohl sie bei Dir sind,
gehören sie Dir nicht.

Du kannst ihnen Deine Liebe geben,
aber nicht Deine Gedanken,
denn sie haben ihre eigenen Gedanken.

Du kannst ihrem Körper ein Heim geben,
aber nicht ihrer Seele,
denn ihre Seele wohnt im Haus von Morgen,
das Du nicht besuchen kannst,
nicht einmal in Deinen Träumen.

Du kannst versuchen, Ihnen gleich zu sein,
aber suche nicht, sie Dir gleichzumachen,
denn das Leben geht nicht rückwärts und verweilt
nicht beim Gestern.

Du bist der Bogen, von dem Deine Kinder als Lebende Pfleile ausgeschickt werden,
laß Deine Bogenrundung in der Hand des
Schützen Freude bedeuten.

Kahalil Gibran - Der Prophet

LIEBE MITMENSCHEN, LIEBE ELTERN

Schön, dass wir uns mit Kindern auseinandersetzen dürfen, denn sie sind nicht nur unsere Zukunft, sondern sie sind es, die von uns als nächstes die Erde in ihre Obhut nehmen werden. Ja, unsere Zukunft sind sie ebenfalls, denn in diesem Leben werden sie uns früher oder später als alte Leute lieben und ehren, oder aushalten - vielleicht auch abschieben, so wie es die jetzige aktive Generation im allgemeinen mit den alten Leuten tut. Ich glaube, sie werden uns so behandeln, wie sie es von uns lernen. Sie werden uns so behandeln, wie wir sie behandeln.

Wenn Kinder in einer Gesellschaft ihren sicheren und behüteten Platz finden, so können wir davon ausgehen, dass dies für die alten Leute auch zutrifft. Wo aber eine Gesellschaft den Kindern keinen Platz einräumt, finden auch die alten Leute keinen. Plötzlich braucht es dann Heime für diese Menschen. Es benötigt Kinderheime, und die Zahl der Altersheime nimmt zu. Die Isolation wird größer und das Verständnis und die Akzeptanz werden immer kleiner. Die Liebe zueinander schwindet mehr und mehr und damit auch die Achtung und der Respekt voreinander.

Während ich diese Zeilen schreibe, spiegelt sich für mich plötzlich die heutige Gesellschaft darin. Unmittelbar wird mir klar, dass wir Eltern es sind, die an der Schwelle stehen, diesen „Teufelskreis" zu durchbrechen, um diese Verwicklung wieder rückgängig zu machen. Wir Eltern sind es, die den direktesten und den größten Einfluss auf unsere Kinder haben.

Was können wir tun? Wir können unseren Kindern als erstes zeigen, was Liebe ist und wie sie gelebt wird. Zeigen wir ihnen doch, wie die Nächstenliebe gelebt wird; die Liebe zum Mitmenschen, auch zu jenem, der hilfsbedürftig ist, aber auch die Liebe zur Umwelt und zur Natur, ja, die Liebe zum Leben als Ganzes.

Das Geheimnis der Liebe zum Kind liegt schon in der Zeugung verborgen. Die Frucht der Liebe sind Kinder.

Die Liebe zum Leben kommt in ihr zum Ausdruck, denn da wird die allumfassende Liebe im wahrsten Sinne des Wortes kreativ.

Diese allumfassende Liebe verlangt aber auch Gesundheit, die dem entspringenden Leben mitgegeben werden soll. Die Gene, die an die Gezeugten weitergegeben werden, können nur so gesund sein, wie die der Zeugenden selbst sind. Diese Gene bilden somit die Ausgangslage des neuen Lebens. Von da an kann ihre Konstitution nun gestärkt und gefestigt oder aber zusätzlich geschwächt werden. Das hängt nun von der Lebensart der neuen Inkarnation ab, wozu die Umgebung, die Lebensansichten, die Gedanken, die Gefühle und nicht zuletzt die Ernährung gehören.

Apropos Inkarnation. Für den, dem die Theorie der Reinkarnation zugänglich ist, erwähne ich nebenbei, dass wir dadurch im Laufe der Inkarnationskette wieder die Nachkommen unserer Nachkommen werden können. Somit sind wir unsere eigenen Vorfahren und bereiten schon jetzt unser Bett für eine künftige Inkarnation. Daran bindet uns nicht nur eine gewisse Seelenverwandtschaft, sondern vielmehr das Gesetz von Ursache und Wirkung. Das heisst, dass wir nicht nur im jetzigen Leben die Früchte unserer Saat ernten, sondern auch in den nächsten. Und wenn es auch so aussieht, als ob in den letzten Generationen die Gene nur geschwächt worden wären, dies käme in den Degenerationserscheinungen zum Ausdruck, besteht trotzdem kein Anlass zur Resignation; stehen doch gerade wir an der Schwelle, dies zu ändern. Was die Umgebung angeht, verändern wir diese laufend und bestimmen weitestgehend selbst, ob wir sie zu unserem Wohl oder Schaden verändern wollen.

Wenn wir unser Leben als eine Schule zur Vervollkommnung, als einen Lernpfad sehen und den Weg der Selbsterkenntnis gehen wollen, dann ist ein gesunder Körper mit einem ungetrübten Geist sehr hilfreich.

EINHEIT

Noch ein Wort zu den Gefühlen. Sie sind ein verbindendes Element zu den Mitmenschen, zu den Tieren und zur ganzen Schöpfung. Gefühle sind zu einem großen Teil die Sprache der inneren Stimme. Auch offenbart sich durch sie der Drang nach der Erkenntnis des Seins. Die Gefühle wollen beherrscht werden, jedoch niemals unterdrückt. Sie sollen uns führen, jedoch niemals zwingen. Sie wollen erkannt und gelebt werden. Damit die Gefühle aber lebenswert sind und uns richtig führen können, bedürfen sie, wie die Gedanken, der Reinheit.

Die Ernährung nimmt eine bedeutende Rolle ein, da wir uns täglich mehrere Male Nahrung einverleiben. Da hat die Natur in ihrer allumfassenden Liebe vorgesorgt und für jeden die passende Nahrung hervorgebracht.

Alle Tiere wissen dies und halten sich daran - sie sind im Einklang mit der Natur. Nur der Mensch macht da eine Ausnahme. Er kann sich frei entscheiden - das ist sein Recht, denn nur in dieser Freiheit kann er sich selbst erkennen.

Diese Ausnahme oder Absonderung, das „Sich-in-die-Polarität-Begeben" hat allerdings seinen Preis. Der Preis der Polarität ist der Schmerz der Trennung. Der Schmerz jedoch hilft uns, uns selbst zu erkennen und aus der Polarität wieder in die Einheit zurückzufinden, wobei wir uns dann letztendlich aus eigenem Wunsch der Einheit und der bedingungslosen Liebe hingeben. Bei vielen Menschen hat diese Absonderung oder Abspaltung auch bezüglich Ernährung schon so viel Schmerz, Leid und Krankheit, und/oder Einsicht und Erkenntnis gebracht, dass sie sich auf den Rückweg begeben haben. Diese Menschen befinden sich auf dem schwierigen Pfad, der aus der Verwicklung hinausführt, und schwimmen auf der Woge der Entwicklung. Diese Menschen sind Suchende. Für sie ist eine unveränderte, natürliche Ernährung zugänglich und ihnen möchte Ich helfen, den Pfad in dieser Wirrnis etwas sicherer zu gehen.

Wie ich in meinem Buch *„Rohkost - die lebendige Nahrung"* beschrieben habe, ist die Natur meine wichtigste und zuverlässigste Lehrmeisterin. Es gilt, sie zu beobachten.

Das habe ich auch getan, als ich mich im Busch im Norden Südafrikas aufhielt. Da fiel mir auf, dass alle Affen in der ersten Zeit, wenn ihre Kinder beginnen, feste Nahrung zu sich zu nehmen, ihnen diese Nahrung vorkauen und dann in das Mündchen geben. Dies sieht aus, als würden sie ihre Kinder küssen. Es kam mir vor, als wäre dies etwas wie eine Entschuldigung dafür, dass sich die Brust der Mutter dem Kinde langsam entzieht. Es sah für mich aus, als wolle die Mutter den engen Kontakt, der sicherlich auch für ein Affenbaby von grosser Wichtigkeit ist, aufrechterhalten.

Ich konnte nicht abschätzen, ob sich diese Affenmütter dessen bewusst sind oder nicht. Auf jeden Fall taten es alle Affenmütter, die ein Baby in diesem Alter herumtrugen. Ein Tierforscher erklärte mir dazu, dass auch die Menschenaffen ein solches Verhalten hätten. Dieses Verhalten hat für mich aber auch seine physiologische Richtigkeit. Denn durch das Vorkauen wird die Nahrung nicht nur zerkleinert, sondern auch noch gut eingespeichelt, also aufgeschlosssen, und das ist natürlich für einen so zarten Affenmagen nur von Vorteil. Übrigens haben die Affen, namentlich die Menschenaffen, fast genau den gleichen Verdauungsapparat wie wir Menschen und stimmen genetisch zu 98 % mit uns überein. Nun, ob wir daraus etwas lernen können, überlasse ich hiermit Ihnen selbst.

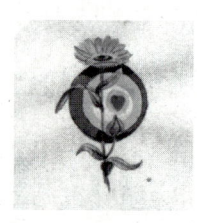

AUSWEG

Gibt es denn hier einen Ausweg?

Ja, den gibt es! Eine der Antworten heisst: Lebendige Nahrung mit viel Blattgrün, sprich Chlorophyll. Dieses Chlorophyll spielt in der menschlichen Ernährung, für die Vitalität und die Gesundheit eine wesentliche Rolle.

Bevor wir das Chlorophyll genauer betrachten, möchte ich eine wichtige Erfahrung weitergeben.

Ich wuchs auf einem Bauernhof auf. Da gab es viele Kirschbäume. Bei der Kirschenernte fiel mir auf, dass wir trotz grossem Kirschenverzehr am Mittag dann alle hungrig waren. Um den Hunger zu stillen, wurden beim Mittagessen zum Beispiel Brot, Wurst, Käse, Eier, Kartoffelchips und weitere solche Dinge verspeist. Zwischendurch ging man ebenfalls an diese Naschereien und hatte abends schon wieder einen mächtigen Hunger.

Immer wieder habe ich mich gefragt, warum denn die Kirschen nicht sättigen würden, sondern im Gegenteil, eher noch hungrig machen. Die Antwort liess auf sich warten.

Als ich einmal auf dem Hof half Kirschen zu pflücken, kam mein Bruder auf das Feld und bat mich, ich solle ihm doch helfen, Strohballen zu laden. Sofort schaltete sich meine Mutter ein und gab zu bedenken, dass ich ja noch nichts gegessen hätte. Sie wusste, dass dies eine Arbeit ist, die viel körperliche Kraft abverlangt. So etwas, meinte sie, könne man unmöglich, ohne richtig gegessen zu haben. Da ich mich schon einige Jahre ausschliesslich von Rohkost ernährte, dachte ich: Kein Problem, das geht schon. Ich bediente mich noch schnell mit einer handvoll Kirschen und sah unter dem Baum ein paar schöne Löwenzahnblätter, die ich auch gleich pflückte.

Auf der Fahrt zum andern Feld, wo die Strohballen lagen, aß ich beides gleichzeitig. Zusammen mit den Kirschen schmeckten die Löwenzahnblätter ausgezeichnet. Was dann geschah, konnte ich kaum glauben: ich war wirklich satt und verspürte spät am Abend keinen Hunger mehr, obwohl ich mich körperlich extrem angestrengt hatte. Es gab auch keinen Leistungsabfall. Bevor ich dann spät abends nachhause ging, wollte ich es noch einmal wissen. Meine Mahlzeit bestand nochmals aus Kirschen und Löwenzahn, was wiederum völlig ausreichend war. Das Geheimnis lag darin, dass ich die Kirschen mit chlorophyllhaltigen Blättern aß.

Durch das Blattgrün kann der Zucker der Früchte in Energie umgewandelt werden, und es gibt keine überfallartige Ausschüttung des Zuckers ins Blut, mit der Folge, dass der Blutzucker in die Höhe schnellt, um dann zu Fett und Säure aufgespalten zu werden.

Unsere Tierbrüder, die Menschenaffen, halten es genau so. Sie verzehren nicht nur reife Früchte, sondern immer auch zarte, junge Blätter von Pflanzen, Sträuchern und Bäumen.

CHLOROPHYLL

Eine sichere Quelle stellt hier der Saft von Weizen-, Gersten- und Dinkelgras dar. Für jene Leute, die zum Frühstück Obst bevorzugen, empfehle ich, noch vor den Früchten ausreichend Getreidegrassaft oder sonst ein paar tiefgrüne Blattgemüse oder Wild- oder Gartenkräuter zu sich zu nehmen.

Löwenzahn ist nebst einer Chlorophyllquelle auch für die Leber interessant. Seine Bitterstoffe wirken Wunder. Weiter gibt es Spinat, Melde, Mangold, Feldsalat, Kleeblätter, Alfalfa,

Fenchelkraut, Portulak und Petersilie. Ganz besonders liebe ich die Vogelmiere. Sprossen aus Sonnenblumenkernen, Buchweizen, Rettich, Bockshornklee, Kresse oder Braunhirse sind äusserst gute Ressourcen. Sie weisen eine immense Vitalität auf. Diese grünen Pflanzen können bedenkenlos mit Früchten kombiniert werden. Diese Kombination ist nicht nur nahrungstechnisch vorteilhaft, sondern auch geschmacklich.

Für Kinder bis etwa ein Jahr sind diese Grünpflanzen in Form von frischgepresstem Saft vorteilhaft. Anschliessend können sie in püriertem Zustand verabreicht werden. Später wird das Kind diese grünen Pflanzen wie die Erwachsenen essen können. Die Erfahrung zeigt, dass viele Kinder auch Spirulina mögen. Diese kann schon ab dem siebten Monat in Pulverform der Nahrung beigegeben werden.

Chlorophyll, der zuverlässige Lieferant von Mineralien und Spurenelementen

Als erstes wirkt Chlorophyll Säure-Basen ausgleichend. Außer im Darm müssen alle Körpersäfte im basischen Bereich sein. Wenn wir im PH-Wert eine Skala von 1 bis 14 haben, so ist 7 neutral. Das Blut jedoch muss immer bei einem Ph-Wert zwischen 7,35 und 7,45 liegen. Hohe Basenwerte über Ph 8 weisen auf eine verminderte Nierenfunktion hin. Unter Ph 7 liegen die Körpersäfte im sauren Bereich und öffnen jeder Krankeit Tür und Tor. Wir sehen also, da ist sehr wenig Toleranz, gewissermassen wie ein Hochseilakt. Eine Abweichung gleicht der Körper mit Hilfe von basischen Mineralien, wie z.B. Kalzium aus. Um den Ph-Wert wieder auszugleichen, holt er sich diese aus den Zähnen und Knochen. Karies und Osteoporose sind die Folgen. Der Körper beginnt, sich selber abzubauen, um die Hauptaufgabe erfüllen zu können, nämlich zu leben, und dies ist auf Dauer nur mit einem ausgeglichenen Ph-Wert möglich.

Die chemische Zusammensetzung des Chlorophylls ist mit jener des Hämoglobins fast identisch. Hämoglobin ist der rote Farbstoff des Blutes. Der grosse Unterschied besteht darin, dass der zentrale Kern des Chlorophylls aus Magnesium besteht, und der des Hämoglobins aus dreiwertigem Eisen. Eisen ist jedoch ebenfalls im Chlorophyll enthalten und kann sehr schnell mit dem Magnesium ausgetauscht werden. Was dann daraus entsteht ist Blut. Das Blattgrün ist tatsächlich·Blut bildend und auch der beste Blutreiniger.

Zellstruktur des Blutfarbstoffs Hämoglobins

Zellstruktur des grünen Pflanzenblutes Chlorophyll

Magnesium ist für die Muskelfunktion wichtig. Bei Mangel führt dies unter anderem zu Krämpfen. Des Weiteren enthält Blattgrün auch Chrom, welches für die Regulierung des Blutzuckers wichtig ist. Auch Kalzium, das unter anderem für Zähne und Knochen benötigt wird, finden wir im Blattgrün. Das Grün enthält ferner Selen, welches für das ganze Bindegewebe, Zähne, Knochen, Herzfunktion und das Immunsystem wichtig ist. Ebenfalls findet sich im Chlorophyll Kupfer, Jod, Schwefel, Phosphor, Kalium, Mangan, Zink, Natrium, Kobalt und vieles andere mehr. Ja, sogar alle bekannten Mineralien und Spurenelemente sind im Blattgrün zu finden und Getreidegräser sind vier mal basischer als das beste Gemüse. Diese Spurenelemente sind in einer solchen Ausgeglichenheit und organischen Form vorhanden, dass sie zu einer sehr hohen Bioverfügbarkeit führen. Im Gegensatz zu den chemisch isolierten, anorganischen Mineralien wie z. B. Jod, welches als Abfallprodukt aus Druckfarben und ähnlichem gewonnen und dann ins Tafelsalz gemischt wird, können überschüssige Mineralien aus den grünen Pflanzen wieder ausgeschieden werden. Der Körper braucht diese Elemente nur in sehr geringen Mengen, also in Spuren, aber dafür in einem ausgewogenen Verhältnis zu einander. Die Struktur des Chlorophylls ist sehr sensibel und hitzeempfindlich. Entweder Sie züchten und pressen die Gräser zuhause selbst, oder verwenden Gerstengras- oder Dinkelgraspulver in Rohkostqualität und rühren es mit stillem Wasser zu einem grünen Energie-Drink an. Mehr darüber erfahren Sie in dem Büchlein „Weizengrassaft - Medizin für ein neues Zeitalter" von Reiner Otto Schmid.

Es scheint mir wichtig zu wissen, dass Jodzusätze in Lebensmitteln durch jodiertes Salz weit mehr Schaden anrichten als Nutzen bringen. Meine Empfehlung ist, jodiertes und fluoridiertes Salz in jeder Hinsicht zu meiden. Hierzu gibt das Buch *„Die Jodlüge - Das Märchen vom gesunden Jod"* von Dagmar Braunschweig-Pauli Aufschluss.

Die Natur wird nie
den Menschen folgen,
sondern die Menschen
haben die Gesetze
der Natur zu befolgen.

Dioskurides

PROTEINE

Die kurzkettigen Proteine der lebendigen Pflanzen, sind mit den im Blattgrün enthaltenen Polypeptiden für den Körper einfach zu Aminosäuren zerlegbar und können wieder effizient in die benötigten Verbindungen verknüpft werden. Somit werden schlanke Muskeln mit einer hohen Leistungsfähigkeit gebildet. Peptide - vor allem die Polypeptide (Proteine) - spielen in jeder Zelle eine herausragende Rolle. Sie erfüllen die Funktion biologischer Katalysatoren (Enzyme), und sind an der Regulation des Zellstoffwechsels und der Interaktion zwischen den Zellen beteiligt. Sie werden für den Aufbau spezifischer Strukturen benötigt. Diese Bausteine des Körpers sind auch notwendig, damit eine geordnete Zellteilung stattfinden kann. Die langkettigen Proteine aus Fleisch jedoch sind für den menschlichen Körper nur schwer verwertbar und können nie zu einem optimalen Gewebe aufgebaut werden. Proteine sind sehr hitzeempfindlich und gerinnen bei höheren Temperaturen; dabei wird das an sich basische Eiweiß zum Säurebildner.

ENZYME

Einen wichtigen Faktor stellen die Enzyme dar. Enzyme sind hochmolekulare Eiweissverbindungen, die chemische Veränderungen bewirken, ohne sich selbst zu verändern. Sie sind also Katalysatoren. Der Körper kann nur in beschränktem Maße Enzyme selbst herstellen. Da erhitzte oder pasteurisierte Nahrung sozusagen keine intakten Enzyme mehr enthält, muss der Körper alle selbst bereitstellen. Ab Temperaturen von 45 °C sterben die meisten Enzyme ab. Bei Belastungen, wie z.B. bei psychischer, stress-, oder umweltbedingter Natur, benötigt der Körper ebenfalls eine höhere Konzentration von Enzymen. Was aber passiert, wenn im fortgeschrittenen Alter die Enzymproduktion erschöpft ist?

Enzyme sind die „Zündkerzen" des Stoffwechsel und für den Organismus von entscheidender Bedeutung. Ohne Enzyme kann kein Stoffwechsel stattfinden - es können weder Vitamine, noch Mineralstoffe verwertet werden. Enzyme sind an jedem körperlichen Vorgang beteiligt. Ohne Enzyme funktioniert das Wunderwerk Mensch nicht. Die lebendigen Pflanzen jedoch bringen bereits die notwendigen Enzyme mit sich. Wenn nun im Enzymhaushalt Raubbau betrieben wird, dann wirkt sich dies auf die Vitalität und die Effizienz des Körpers aus und reduziert die Reproduktion. Die Alterung vollzieht sich schneller als die Erneuerung und die Abwärtsspirale hat begonnen. Da der menschliche Körper nicht für totgekochte Nahrung geschaffen ist, ist daher auch keine endlose Produktion von Enzymen vorgesehen. Bei mangelnden Enzymen kann die Nahrung nicht richtig aufgespalten werden und es bilden sich Fäulnis und Gärung in den Verdauungsorganen. Dr. Bircher-Benner sagte deshalb zu Recht: Der Tod sitzt im Darm. Der Darm ist die Wurzel des Menschen. Ist die Wurzel krank, leidet die ganze Pflanze darunter. Ist der Darm nicht in Ordnung, sei es durch Mangel an positiven Darmbakterien, Mangel an Enzymen, Ablagerung durch Kleisternahrung (Weißmehl/Schokolade), kann der Organismus Mensch nicht richtig funktionieren.

VITAMINE

Nur lebendige Pflanzen enthalten sehr viele Vitamine. Ein grosser Teil der Vitamine ist hitzeunbeständig. Es gibt chlorophyllhaltige Pflanzen, wie z.B. Weizengras, welche sogar Vitamin B12 enthalten. Nicht nur enthalten sie das Vitamin B12, sondern regen die Darmflora dazu an, B12 zu produzieren. Dies ist wichtig zu wissen für die Menschen, die rein vegan leben. Bei genügend Pflanzengrün ist die Angst um das B12 und K nicht berechtigt. Keimlinge von Süsslupinen sind ebenfalls ein guter Vitamin B12 Lieferant.

Die Hauptnahrung der Gorillas und der Orang-Utans besteht überwiegend aus Blättern und Kräutern. Der Verdauungstrakt dieser Affen ist mit dem des Menschen grösstenteils identisch. Ich habe beobachten können, dass Orang-Utans meistens Früchte zusammen mit grünen Blättern essen. Intelligent – fand ich - und das alles ohne Biologiestudium. Ein Orang-Utan hat übrigens etwa achtmal soviel Kraft in seinen Armen, wie ein Boxer der Schwergewichtsklasse. Angemerkt sei, dass sich diese Orang-Utans von veganer, rein pflanzlicher Rohkost ernähren.

Die Komplexität der Verknüpfung all dieser Stoffe und auch weiteren, hier noch nicht genannten Substanzen in der lebendigen Pflanze ist so enorm, dass sie weit mehr als nur die Summe der Einzelteile darstellt. Sie kann unmöglich durch isolierte Einzelsubstanzen und schon gar nicht durch die chemisch, künstlich hergestellten, wettgemacht werden.

MILCH

Der Chefarzt Professor Tönz vom Kinderspital Luzern sagte dazu: „Etwas resigniert müssen wir einsehen, dass auch die von unserer vorzüglichen Industrie gelieferten Ersatzprodukte, trotz ihrer chemisch quantitativ gleichartigen Zusammensetzung, die Qualität der Frauenmilch nicht erreichen und auch nie werden erreichen können."

Kinder, die mit Muttermilch gestillt werden, sind seltener krank. Bewiesen wurde dies unter anderem in zwei Studien, die in den USA an über 40.000 Kindern durchgeführt wurden. Dabei zeigte sich, dass Muttermilch vor Magen-Darm-Infektionen ebenso gut schützt wie vor Atemwegserkrankungen. Die Zahl der Todesfälle durch Atemwegserkrankung betrug bei den Brustkindern nur ein Zwanzigstel gegenüber Flaschenkindern.

1961 zeigte eine Untersuchung in Grossbritannien, dass Kinder, die schon im ersten Monat mit Fertignahrung ernährt wurden, später als Erwachsene doppelt so häufig an Geschwürbildung litten als ihre gestillten Altersgenossen.

1977/78 haben Studien in Kanada gezeigt, dass Flaschenkinder in den ersten beiden Lebensjahren zehnmal so oft an Ohrenentzündung und wesentlich mehr an Atemwegs- und Darminfektionen erkrankten als Brustkinder.
Ebenfalls haben Zahnärzte festgestellt, dass Kinder, die länger als drei Monate gestillt wurden, viel seltener an Zahnfleischentzündungen litten als ihre flaschengefütterten Altersgenossen. Desweiteren wurde festgestellt, dass Menschen die gestillt wurden, weniger an Immunschwäche leiden als Flaschenkinder. Die Liste liesse sich beliebig fortsetzen.

Die Muttermilch enthält spezielle Schutzstoffe, die Säuglinge mit Widerstandskräften gegen Krankheitskeime ausstatten. Zum Beispiel bereiten Muttermilchleukozyten den Erregern von Tuberkulose ein schnelles Ende.

Durch Immunglobuline werden die Schleimhäute des Kleinkindes geschützt, zum Beispiel vor unerwünschten Magen-Darm-Bakterien, vor Erregern des Wundstarrkrampfes, Keuchhustens und der Diphtherie, ja sogar vor den Viren der Kinderlähmung. Durch Lactoferrin, Lysozym und Lactoperoxidase wird die Front der Abwehrstoffe ergänzt. Muttermilch fördert den Aufbau einer gesunden Darmflora, die eine Ansiedlung krankheitserregender Keime erschwert. Hervorgehoben werden muss der Schutz vor Allergien, Heuschnupfen und Asthma, besonders wenn sich die Mutter ihrerseits optimal ernährt. Allerdings ist das Immunsystem erst nach neun Monaten Muttermilch voll ausgebildet, was Anlass dazu geben sollte, das Kind möglichst so lange zu stillen. Übrigens: Die Milch der vegan ernährten Frauen weist im Durchschnitt 35 mal weniger Schadstoffe auf als die von Fleisch essenden Frauen.

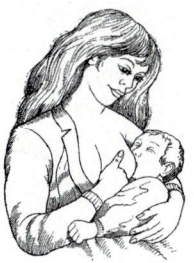

Die Muttermilch verändert ihre Zusammensetzung während der Zeit des Stillens, um den Bedürfnissen des Kindes gerecht zu werden. Am Anfang ist sie etwas wässeriger, um den Durst zu stillen und den Wasserhaushalt zu regulieren, dann wird sie dicker in der Konsistenz, damit der zunehmende Hunger gestillt werden kann und um der zunehmenden Verdauungsfähigkeit gerecht zu werden. Die Milch ist auf jeden Fall die ausgewogenste aller Nahrungsmittel, aber immer nur für die im Säuglingsalter stehenden Nachkommen der eigenen Gattung. Die Milch verschiedener Gattungen weist nämlich sehr unterschiedliche Zusammensetzungen auf, wie die Tabelle auf der übernächsten Seite aufzeigt.

Betrachten wir die Milch aus neutraler Sicht und ganz unbelastet, dann sieht das so aus: Die Natur hat eigentlich nicht vorgesehen, den Menschen mit Kuhmilch grosszuziehen. Sie hat aber vorgesehen, dass der Mensch Muttermilch erhält, bis er sich von Früchten, Beeren und so weiter ernähren kann.

Die Kuhmilch enthält zum Beispiel 3,5 % Eiweiß, und diese Menge ist dafür ausreichend, dass ein Kalb sein Gewicht in nur 45 Tagen verdoppeln kann. Ich erlaube mir hier die Frage, welcher Mensch, ob Kind oder Erwachsener, wünscht dies bei sich selbst?

Die menschliche Muttermilch hat daher „nur" einen Eiweissgehalt von 1,8 %, der jedoch völlig genügend ist für ein Wesen, das ca. 11 Jahre benötigt, bis es voll ausgewachsen ist.

Da die Wachstumsgeschwindigkeit des Menschen, wie bei allen Säugern, mit zunehmendem Alter abnimmt, ist es unverhältnismäßig, dass die Zufuhr von Eiweiß, das sozusagen „die Bausteine des Körpers liefert", erhöht wird, nämlich von 1,8% auf 3,5%. Dies geschieht durch den Konsum von Kuhmilch.

Oft hören wir, dass das Kind ohne Milch, gemeint ist natürlich Kuhmilch, Kalziummangel bekommt. Es stimmt schon, dass Kuhmilch viel Kalzium enthält, nämlich ca. 120 mg pro 100g. Beim Vergleich mit der menschlichen Muttermilch, die 31 mg pro 100g aufweist, drängt sich daher die Frage auf: „Braucht der Mensch denn bei artgerechter Ernährung soviel Kalzium?" Die Antwort, die NEIN lautet, gibt uns die Natur selbst, denn sonst hätte es mehr davon in der menschlichen Muttermilch!

Wir sollten auch bedenken, daß das Kälbchen innerhalb von 2 Jahren zur ausgewachsenen Kuh heranwächst. Der Mensch jedoch hat 20 Jahre Zeit für seine körperliche Reife.

Ist Kuhmilch wirklich das Richtige?

Kuhmilch ist die am wenigsten geeignete Milch für die menschliche Ernährung. Allergologen, selbst die DGE (Deutsche Gesellschaft für Ernährung) empfehlen im ersten Jahr wegen hoher Allergiegefahr (durch zu viel Eiweiß) keine Kuhmilchprodukte.

Im Vergleich zu Tiermilch enthält Muttermilch:
▶ mehr Laktose, das für die Entwicklung des Gehirns benötigt wird
▶ mehr Eisen und Kupfer, weniger Phosphor
▶ fettspaltende Enzyme (Lipasen) die bei der Fettverdauung helfen
▶ mehr Antioxidantien zur Neutralisierung Freier Radikale
▶ abwehrfördernde Enzyme (Lysozym)
▶ Abwehrstoffe (Immunglobuline), die das Immunsystem aufbauen
▶ weniger Eiweiß (zu hoher Eiweißgehalt in der Säuglings- und Kleinkindnahrung kann die Nieren schädigen)

Auch wenn Sie nicht geübt sind, Analysen zu lesen und zu bewerten, werden Sie feststellen, daß zwischen Kuhmilch und Muttermilch riesige Differenzen liegen.

GATTUNG	TROCKENMASSE	FETT	LAKTOSE	PROTEIN	Spurenelemente
Mensch	12,55 %	3,70 %	6,80 %	1,50 %	0,30 %
Kuh	12,79 %	3,5 - 4 %	4,72 %	3,50 %	0,72 %
Ziege	12,95 %	3,7 %	4,65 %	4,26 %	0,80 %
Schaf	18,66 %	6,86 %	4,90 %	4,60 %	0,90 %
Affe	12,20 %	3,90 %	6,90 %	2,10 %	0,30 %
Büffel	17,76 %	7,96 %	4,86 %	4,16 %	0,78 %
Hund	8,30 %	7,25 %	3,10 %	6,95 %	1,00 %
Katze	17,78 %	3,38 %	4,90 %	9,08 %	0,50 %
Rentier	34,20 %	19,37 %	2,60 %	10,44 %	1,43 %
Schwein	17,10 %	5,55 %	4,20 %	6,30 %	1,05 %
Stute	9,35 %	1,5 %	5,80 %	2,1 %	0,40 %

Zudem wissen wir heute, dass Milch ein schlechter Kalzium-Lieferant ist: sie enthält Phosphate, die unter dem Einfluss menschlicher Magensäure in einer chemischen Reaktion Kalzium binden. Außerdem scheidet der Körper umso mehr Kalzium über die Nieren aus, je mehr tierisches Eiweiß verzehrt wird.

Vor allem der hohe Gehalt an Kaseineiweiß in der Milch, das bei Kälbern mit Hilfe der Thymusdrüse des Kalbes aufgespalten werden kann, führt zu Problemen mit dem menschlichen Kalziumhaushalt. Mit dem Heranwachsen verliert die Thymusdrüse des Kalbes wie auch die aller Säuger und der Menschen diese Fähigkeit. Es fehlen die dafür nötigen Enzyme Laktase und Rennin, deren Funktion nach dem Abstillen natürlicherweise nicht mehr gebraucht wird. Der Milchkonsum ohne diese Enzyme führt beim Menschen zu einer negativen Kalziumbilanz, da die Milch weniger davon liefert, als zu ihrer Verdauung benötigt wird.

> Neueste Untersuchungen belegen, daß bei Männern das Risiko an Prostatakrebs zu erkranken, durch Milchkonsum um 30 % steigt. Prostatakrebs ist bei Männern die häufigste Tumorerkrankung.

Studien belegen, dass die Länder mit dem höchsten Milchkonsum auch das höchste Vorkommen von Osteoporose aufweisen, während Länder mit geringem Milchkonsum wie Indien, Knochenschwund kaum kennen und in Japan völlig unbekannt ist. Von den Japanern wissen wir, daß sie naturgegeben nicht nur den Buchstaben L nicht aussprechen können, sie können auch kein Milcheiweiß verdauen.

KALZIUMGEHALT IN MG BEZOGEN AUF 100 G

Muttermilch	31	Walnuss	70
Himbeere	31	Sonnenblumenkerne	100
Brombeere	31	Broccoli	130
Orange	42	Löwenzahblätter	173
Mandarinen	37	Paranuss	130
Kiwi	40	Kichererbsen	140
Roggenkörner	45	Gerstengrassaft	560
Feige	45	Haselnuss	225
Rosinen	53	Mandelkern	234
Datteln getrocknet	61	Sesamsamen	1500

Geeignete Kalziumlieferanten sind: Sesamsamen, Nüsse (Mandeln), Früchte, Keimlinge, Gerstengrassaft, Dinkelgrassaft usw. (Obige Liste soll einige Beispiele zeigen).

In der Tierwelt wird das Neugeborene immer direkt von der Brust (Euter) mit Mlich versorgt. Diese Milch kommt noch nicht einmal mit Sauerstoff in Kontakt, wird nicht erhitzt oder sonstwie behandelt. Das paradoxe am menschlichen Milchkonsum ist auch, dass per Lebensmittelverordnung Kuhmilch pasteurisiert werden muß: Bei der Erhitzung auf über 70° C wird das Milcheiweiß denaturiert und degeneriert zum Säureprodukt. Unser Organismus versucht nun die entstandenen Säuren mit Kalzium aus Knochen und Zähnen zu neutralisieren, so wird Kuhmilch garantiert zum Kalziumräuber. Abgesehen vom gesundheitlichen Standpunkt, sollten wir uns außerdem in's Bewußtsein rufen, wie die meisten Kühe gehalten, auf Hochleistung gezüchtet und ausgebeutet werden, damit sie uns jedes Jahr ihre Milch geben, die eigentlich für das Kälbchen bestimmt ist. Möchte ich das unterstützen?

Die Milch des Menschen weist den höchsten Gehalt an Laktose auf. Eine Menge von 6,8 % Laktose in dieser Milch ist notwendig, weil sie für die Entwicklung des Gehirns gebraucht wird. Die Kuhmilch hingegen enthält nur 3,8 % Laktose, und das reicht nur für einen „Kalbskopf". Ein weiterer Aspekt, den es bei der Milch zu betrachten gilt, ist das Licht. Der Lichtgehalt oder der Gehalt an lebendigen Makromolekülen (LM), der in Vitalen Einheiten (VU) gemessen wird, verändert sich je nach Tierart sowie durch deren Haltung und Fütterung. Einen hohen Gehalt an LM weisen zum Beispiel Kamele, weidende Pferde, Ziegen oder Schafe in ihrer Milch auf.

Sollte aus irgendeinem Grund für ein Kind tierische Milch verlangt werden, zum Beispiel, weil es nichts anderes verträgt, was selten mal vorkommen kann, wäre sie von einer dieser Tiergattungen zu empfehlen, jedoch auf keinen Fall pasteurisierte und sterilisierte homogenisierte Milch. Ziegen- und Schafsmilch würde ich jedoch mit 10 % Wasser verdünnen, einen TL Honig auf 100 g beimengen und 2 Tabletten der Schüsslersalze Nr. 1 und 2 in D6 darin auflösen. Die Schüsslersalze empfehle ich unter anderem der Laktose wegen.

Laut Dr. Michael Klaper, Direktor des „Institute of Nutrition, Education and Research", (Manhattan Beach, Cal., USA), ist tierische Milch, namentlich Kuhmilch, verantwortlich für viele Allergien. Ebenso sieht er sie als Hauptgrund für Kinderdiabetes.

Der Körper wehrt sich gegen alles, was nicht zu ihm gehört oder für ihn brauchbar ist. Er stösst auch artähnliche Proteine ab, um zum Beispiel eine Kreuzung mit Tieren zu verhindern. Die Proteine der Kuhmilch sind gewissen Proteinen unseres Körpers sehr ähnlich, speziell jenen der Langerhansschen Inseln in der Bauchspeicheldrüse. In den Langerhansschen Inseln wird das Hormon Insulin produziert. Wenn diese durch Überreaktion des Immunsystems, ähnlich einer Autoimmunität, angegriffen werden, kann die Produktion von Insulin beeinträchtigt, gestört und geschädigt werden.

Wenn nun diese Abwehr überreizt wird, kann es dazu kommen, dass der Körper seine eigenen Proteine, also sich selbst, angreift. Und wenn wir schon dabei sind: Was was ist Autoimmunität eigentlich? In Kürze: Sie beruht auf einer Antigen-Antikörper-Reaktion, wobei der Organismus Antikörper gegen körpereigene Antigene entwickelt. Er reagiert dabei aggressiv gegen sich selbst und greift sich selbst an.

Durch den Konsum von tierischen Produkten kann die Abwehr überfordert werden und dadurch unverhältnismäßig starke Reaktionen zeigen, die sich in Allergien, Ekzemen und so weiter auswirken. Dr. Bruker hat bewiesen, dass durch das Vermeiden aller tierischen Produkte, inklusive der Milch mit allen dazugehörigen Erzeugnissen, die „unheilbare" Krankheit Neurodermitis heilbar wird. Dass sowohl für Kinder wie für Erwachsene Fleisch zum Verzehr nicht geeignet, sondern belastend ist, beschreibt Christian Opitz ausführlich in seinem Buch „Ernährung für Mensch und Erde".

Für ein Menschenkind bedeutet dies, dass es in den ersten 12 bis 18 Monaten Anrecht auf die Milch eines Menschen hat, wenn immer möglich die seiner eigenen Mutter. In Bezug auf die seelische Entwicklung ist es für ein Kleinkind in der Regel nicht förderlich, länger als 18 Monate gestillt zu werden. Durch zu langes Stillen wird durch die enge Bindung an die Mutter die Lösung und Selbstständigwerdung des Kindes verhindert. Wir müssen uns immer wieder fragen, was ist wichtig und richtig für mein Kind und dann individuell entscheiden.

Es gibt immer mehr Frauen in unserer zivilisierten Welt, die zu wenig Milch für ihre Kinder haben oder nicht genug stillen können. In diesem Fall ist es dann besonders wichtig, die Alternativen einer optimalen Kleinkindernärung zu kennen und anzuwenden. Ich möchte jedenfalls jede Mutter ermutigen, Ihr Babys mindestens 1 Jahr lang zu stillen.

Mangelnde Milchproduktion kann viele Ursachen haben: falsche Ernährung, emotionaler Stress, Zeitdruck, mangelnde Bewegung, Elektrosmog sowie psychische und physische Unausgewogenheit, um nur ein paar Punkte aufzuzählen. Erinnern Sie sich immer wieder, daß eine gute Ernährung, Friede und Harmonie ein gutes Umfeld zum Stillen schaffen.

Die Möglichkeit, auf eine menschengemäße Ernährung direkten Einfluss zu nehmen, haben wir alle. Die beste heute zugängliche Ernährungsart für eine Mutter sowie für einen Vater, und zwar lange vor der Schwangerschaft, wäre zweifellos die vegetarische Rohkost aus biologischem Anbau, mit vielen Keimlingen und Sprossen, die selbst gezogen werden. Die stillende Mutter sollte jedoch auch darauf achten, dass sie genügend Schlaf kriegt, denn Schlafmangel kann die Milchproduktion senken. Überhaupt, liebe stillende Mütter, lebt den Alltag gerade während der Stillzeit etwas lockerer, entspannter und nehmt alles etwas gelassener. Versucht, Eure Gedanken positiv aufzuladen und konzentriert die Aufmerksamkeit auf das Schöne im Leben. Nehmt Euch Zeit zum Meditieren.

Weitere Punkte für optimales Stillen mit genügend Milch und für eine harmonische Beziehung zum Baby sind:
- Genügend Pausen beim Arbeiten und richtiges „Prioritätensetzen". Keine Verbissenheit.
- Negative und ängstigende Umgebungen sowie Streitgespräche meiden.
- Drogen, chem. Medikamente, Nikotin, Alkohol, Zucker und andere Suchtmittel schaden nicht nur der Mutter, sondern mindern auch die Qualität der Milch und schaden somit dem Kind.
- Ein enger Büstenhalter kann eine Verstopfung einzelner Milchgänge verursachen. Dies kann Milchstau zur Folge haben, der sich durch Rötung um die Brustwarze zeigt. Die betroffene Brust kann auch eine unangenehme, mitunter schmerzhafte Schwellung zeigen. Abhilfe kann hierbei geschaf-

fen werden, indem durch ein öfteres Ansetzen des Kindes die Brust zur Entleerung gebracht wird. Ebenso ist ein gründliches Einweichen der betroffenen Brustwarze hilfreich, um die eingetrockneten Milchreste aufzuweichen. In schlimmen Fällen können Wickel mit grüner Tonerde (sonnengetrocknete Heilerde), die mit kühlem Zinnkrautabsud zu einem Brei ang rührt wird, Wunder wirken. Die Brust sollte dann vor dem Stillen mit Zinnkrautabsud gründlich, aber ohne Seife, gewaschen werden.

- Schon in der Schwangerschaft sollte bei der Brustreinigung mittels Seife Zurückhaltung geübt werden, da dies beim Stillen schmerzhafte Risse und/oder Wundsein an den Warzen verhindern hilft.
- Etwas Sonne und frische Luft auf der Brust sind ebenfalls wirksame Helfer, die Brustwarzen gegen Risse und Wundsein zu schützen und auf die Stillzeit vorzubereiten.
- Während der Stillzeit darf selbstverständlich nicht gefastet werden, da die Drüsen die Milchproduktion einschränken würden und die Beschaffenheit der Milch sich zum Nachteil des Kindes verändern würde.

Es ist auch nicht zu empfehlen, dass eine Mutter während der Schwangerschaft ihre Ernährung auf einmal von gängiger Zivilisationskost ganz auf Rohkost umstellt, denn dies hätte eine Entgiftung zur Folge, die dem heranwachsenden Leben eventuell mehr Schaden als Nutzen bringen könnte. Aber einen guten Anteil Früchte und rohes Gemüse darf es schon sein, um die nötigen Vitalstoffe zu erhalten. (Anm.: Diese Empfehlung trifft für den werdenden Vater nicht zu; er darf sofort umstellen.)

DER KATZENVERSUCH VON POTTENGER

Ich möchte in diesem Zusammenhang noch auf einen Fütterungsversuch über zehn Jahre hinweisen, den Francis Pottenger an insgesamt 900 Katzen durchführte.

Es gab zwei Gruppen von Katzen. Der einen Gruppe wurde Fleisch und Milch in gekochter Form gefüttert, der andern dasselbe, aber roh. Diejenigen Katzen, welche natürlich ernährt wurden, also mit rohem Fleisch und roher, unerhitzter Milch, hatten von Generation zu Generation gesunde Kätzchen und wiesen keine nennenswerten Krankheiten auf. Diejenige Gruppe aber, welche mit gekochter Nahrung gefüttert wurde, litt an genau denselben Symptomen und Krankheiten, wie wir so genannten „zivilisierten Menschen" auch. Dies waren hauptsächlich: Reizbarkeit, Verdauungsstörungen, Durchfall, Zahnverlust, Herz- und Nieren-Erkrankungen, Probleme mit der Schilddrüsenfunktion, reduzierte Leberfunktion, Lähmungen, geschwächtes und vermindertes oder pervertiertes Sexualverhalten, Schwierigkeiten bei der Geburt. Von Generation zu Generation nahm auch die Zahl der Kätzchen pro Wurf ab. Missbildungen, Geburtskrankheiten und Totgeburten nahmen stark zu. In der dritten Generation waren die meisten Katzenweibchen unfruchtbar und konnten sich also nicht mehr weiter vermehren.

Als interessanten Nebeneffekt beobachtete man nach Beendigung des Versuches auf den Böden, auf denen die Katzen gehalten wurden, die gekochte Nahrung erhielten, dass noch nach Jahren danach kein Gras, kein Kraut, also nichts mehr wuchs - im Gegensatz zu dem Boden, wo die Gehege der natürlich ernährten Katzen standen. Offenbar waren die Ausscheidungen der Katzen mit gekochter Nahrung so giftig, dass sie den Boden unfruchtbar machten. Als Landwirt würde ich auch keine Exkremente von zivilisierten Menschen auf meine Felder zum Düngen ausbringen.

Übrigens hat man auch schon in zoologischen Gärten den Versuch gemacht, den Tieren die Nahrung in gekochtem Zustand zu verabreichen. Man glaubte, dass dadurch Krankheiten zu vermeiden wären. Es war jedoch stets das Gegenteil der Fall. Die Tiere wurden sehr schnell krank, und die Versuche mussten alle sehr bald abgebrochen werden. Danach erholten sich die Tiere wieder. Ich befürworte keine Tierversuche, aber diese Beispiele fordern uns doch dazu auf, daraus etwas zu lernen.

INTERESSANT ZU WISSEN

Im Jahre 1846 wurde von Donders entdeckt, dass nach jeder Nahrungsaufnahme mit Kochkost eine Vermehrung der weißen Blutkörperchen erfolgt. Virchow kam 1860 zum gleichen Ergebnis: Er nannte dieses Phänomen „Verdauungsleukozytose". Er sah diese Zunahme der weissen Blutkörperchen auf das 2 - 3facheaber als eine normale physiologische Erscheinung an.

P. Kouchakoff in Lausanne fand es bemerkenswert, dass die Leukozyten nicht nur ins Blut, sondern auch ins Innere des Darmes wandern. Es muss sich also bei der Verdauungsleukozytose um einen krankhaften Vorgang handeln, der gegen etwas Fremdes in der Nahrung gerichtet ist.
Kouchakoff stellte weiter fest, dass diese Verdauungsleukozytose ausblieb, wenn rohe Pflanzenkost gegessen wurde. Die Leukozytose-Reaktion kann man schon 3 - 5 Minuten nach der Nahrungsaufnahme feststellen. Sie tritt also, kurz nachdem die Nahrung die Magenwand berührt hat, auf. Aller Wahrscheinlichkeit nach handelt es sich um eine Nervenreaktion.

Dann untersuchten weitere Wissenschaftler den Gehalt an sauerstoffzehrenden Enzymen, wie Katalase, Peroxydase etc., im Verdauungstrakt. Bisher hatte man angenommen, dass diese Enzyme von den sauren Verdauungssäften, besonders des

Magens, zerstört werden. 50 - 80% gelangen aber bis in den Dickdarm und wirken dort als Sauerstoffzehrer weiter. Das heisst, dass sie den mit jedem Bissen ebenfalls verschluckten Sauerstoff chemisch binden. So entsteht ein anaerobes Milieu im Darm, wo sich die Darmbakterien viel effizienter am Stoffwechsel beteiligen können.

Laut W. Kollath benötigen diese Darmbakterien unter aeroben Bedingungen ein Vielfaches an Nährstoffen für ihren eigenen Stoffwechsel, bevor sie überhaupt zum Verdauungsvorgang ihres Wirtes etwas beitragen. Ein Darminhalt frei von Sauerstoff ist wichtig für eine gesunde Darmflora. Diese notwendigen sauerstoffzehrenden Enzyme sind vorwiegend in frischer Rohkost enthalten. So erklärt es sich, dass beim Verzehr von gekochter Kost die Anzahl der weißen Blutkörperchen in die Höhe schnellt, um die Folgen einer krankhaften Darmflora beheben zu können.

Mit den weißen Blutkörperchen werden aber auch die für den Verdauungsvorgang benötigten Enzyme aus den körpereigenen Vorräten in den Verdauungstrakt transportiert, da die Enzyme der Nahrung durch den Kochprozess zerstört werden. Dies bedeutet nichts anderes, daß durch erhitzte Nahrung die körpereigenen Enzymreserven schneller verbraucht werden. Ein weiteres wichtiges Ergebnis dieser Forschungen ist, dass ein sauerstoffreies Milieu im Darm eine wesentliche Verringerung der Nahrungsaufnahme erlaubt, ohne dass der Mensch unterernährt wird. Interessant, nicht wahr?

Im anaeroben Milieu erfüllen gesunde Darmbakterien mit Hilfe der sauerstoffzehrenden Enzyme Ihre Aufgabe nur dann optimal, wenn der Darm mit der lebendigen, rohen Pflanzennahrung die Enzyme mitgeliefert bekommt. Gesunde Darmbakterien arbeiten dann rasch und ohne großen Energieaufwand an der Zersetzung der Nahrung. Diese kann dann von den Darmzotten resorbiert werden und ins Blut gelangen. So werden letztendlich auch mehr Nährstoffe zu den einzelnen Zellen transportiert.

In einem aeroben Milieu hingegen verändern sich die Darmbakterien, weil sie unter diesen Bedingungen ihre Aufgabe
nicht optimal erfüllen können. Es entstehen abnorme, schädi-
gende Kolibakterien. Natürlich sind auch andere Faktoren an
dieser Entartung der Darmflora beteiligt, wie zum Beispiel An-
tibiotika und künstliche Lebensmittelzusatzstoffe. So aber ist eine
schnelle Verarbeitung und Resorption der Nahrung nicht mehr
gewährleistet, und es entstehen aerobe Fäulnisgährungen, wie
zum Beispiel bei der Verwesung von Fleisch Leichengifte im
Darm entstehen. Die Endprodukte dieser Abbauprozesse sind
aber andere als diejenigen einer anaeroben Gärung. Sie tra-
gen zu Reizungen und Erkrankungen des Darmes bei, wie zum
Beispiel dem Befall durch den Darmpilz Candida albicans. Sie
gelangen als Toxine ins Blut und richten auch in weit entfernt
liegenden Organen Schäden an.

„Der Tod sitzt im Darm konstatierte Dr. Max Bircher-Benner, der
Verfechter einer Ernährung mit lebendigen Lebensmitteln. Tatsächlich fällt und steht die Immunkraft des Körpers mit dem
Zustand des Darmes. Schließlich finden wir in den Darm-
schleimhäuten jene positiven Bakterien, die zu 80 % unsere
Immunabwehr bereitstellen. Der Darm ist symbolisch die Wurzel des Menschen. Gesunder Darm = gesunder Menschen.

Interessant in diesem Zusammenhang ist auch die Tatsache,
dass die von Prof. Enderlein erstmals entdeckten Mikroorganismen im Blut sich je nach Art der Nahrung vermehren und
zusammenklumpen oder sich auch wieder normalisieren können. Diese Mikroorganismen sind Symbionten, welche zum
Menschen gehören wie im Wald die Pilze zu den Bäumen. Schon
im Blut von Kindern sind sie in geringer Zahl vorhanden. Man
nimmt an, dass eine geringe Zahl zur Ausbildung des Immunsystems nötig ist. Diese Mikroorganismen können zum Nach-
weis von Krankheiten herangezogen werden, indem das Blut-

bild mit der so genannten „Dunkelfeldmikroskopie" beobachtet wird. Aus diesen Vorstufen von Lebewesen können sich Pilze und andere Blutschmarotzer entwickeln, die bei einem geschwächten Immunsystem auf den ganzen Körper übergreifen. Bei Tumorpatienten sind diese Mikroorganismen und sauerstoffzehrenden Säureschlacken immer in großer Zahl im Blut zu finden. Tatsächlich können bösartige Krebserkrankungen schon im Vorstadium anhand der Dunkelfeldmikroskopie erkannt werden, bevor aus schulmedizinischer Sicht Symptome erkennbar werden.

Noch etwas verändert die Qualität des Blutes! Wissenschaftler, darunter Dr. Urs Hertel, haben eindeutig nachgewiesen, dass Lebensmittel, welche im Mikrowellenherd erhitzt werden, bei Versuchspersonen krankhafte Veränderungen im Blut hervorrufen. Vor allem nehmen alle Hämoglobin-Werte ab, Leukozyten nehmen drastisch zu und der Organismus zeigt Symptome einer Präkanzerose, das Vorstadium von Tumorerkrankungen.

BEWUSSTSEIN

Es war ein herrlicher Wintersonntag, die Sonne schien hell, und an windgeschützten Plätzen wurde es angenehm warm. Wir entschlossen uns, auf dem Eichberg spazieren zu gehen. Auf dieser Anhöhe steht ein großer Gutshof mit Bio-Gärtnerei. Wir blieben an einem nett angelegten Gehege stehen und schauten den wunderschönen grossen Kaninchen zu. Drei lagen nahe beieinander vor ihrem Häuschen in der Sonne. Ihre seidenweichen Felle glänzten prächtig. Man sah ihnen an, wie sie die wärmenden Strahlen genossen. Während wir die Tiere mit Freude betrachteten, hatte ich plötzlich das Gefühl, als spürte ich das wohlige Gefühl dieser Tiere in mir selbst. Meiner Frau und den Kindern ging es ähnlich. Neal meinte: „Es muss schön sein, ein Kaninchen zu sein." Heidi antwortete: „Ja, da könnte man sich an das weiche Fell des andern kuscheln." Da kam ein Herr mit seinem etwa 15jährigen Sohn, und sie blieben ebenfalls kurz an dem Gehege stehen. Der Sohn sagte: „Schau, die grossen Hasen." Der Vater entgegnete: „Oh, das gäbe doch einen tollen Sonntagsbraten." Da trat eine Frau dazu, wahrscheinlich seine Gemahlin, und ergänzte: „Ja, aber die müsste man jetzt schlachten, denn sonst werden sie zu zäh." Dann gingen sie weiter. Wir schauten uns etwas entgeistert an, nachdem wir diese Konversation gehört hatten, und fragten uns: „War das alles?"

Auf einem Spaziergang eine Woche später kamen wir an einem Stall vorbei. Da entdeckten wir in einem Auslauf ein junges, aufgeweckt wirkendes Schwein. Ich versuchte, zu diesem verspielten Schweinchen Kontakt aufzunehmen. Seine Neugierde gewann die Oberhand über seine Scheu, und es fasste Zutrauen. Da kamen zwei Herren an das Gatter. Kaum sahen sie das Tier, war bei ihnen schon von Spanferkel die Rede. Sie unterhielten sich, wie man dieses kleine Schwein am besten und vorteilhaftesten braten könnte.

Beide Begebenheiten hatten etwas gemeinsam. Der Zusammenhang zwischen Tier und Essen war sehr eng. Diese beiden Szenen sind leider keine Einzelfälle. Die so deutlich gemachten Erkenntnisse hatten eine ernüchternde Wirkung auf uns.

Es ist mein Verständnis für diese Menschen, das mich daran hinderte, schockiert zu sein. Habe ich doch ihre Denkweise auch schon als die meine erfahren und geglaubt, es sei die richtige. Doch in der Zwischenzeit hat sich an meiner Ansicht einiges geändert. Es ist mir klar geworden, dass jetzt ein Bewusstseinswandel der Menschheit notwendig ist. Bei diesen beiden Begebenheiten, wie auch schon vorher bei anderen Situationen, habe ich mir überlegt, dass der Mensch aus der Sicht der Tiere als ein ziemlich schreckliches Ungeheuer erlebt werden muss. Für ein Tier steht die Begegnung mit dem Menschen zu oft mit Gefahr und Tod in Zusammenhang. Zum Beispiel aus Sicht eines Kalbes, das von dem Muttertier getrennt wird. Oder aus der Sicht der Kuh. Kühe gehören zwar einer Tiergattung an, die bei Gefahr flüchtet, aber wenn es um ihre Kinder geht, können sie bis zum Letzten kämpfen. Beim Menschen jedoch haben sie chancenlos das Nachsehen.

Nicht nur aus der Sicht unserer Haustiere ist der Mensch enorm gefährlich, sondern auch für andere Tiere. Für das Wild kann die Begegnung mit dem Menschen sogar aus der Distanz den Tod bedeuten. Dieses Verhalten des Menschen beruht auf einem Irrtum, denn er glaubt, sich so seine Hauptnahrung zu beschaffen. Dabei wäre pflanzliche Nahrung für die Gesundheit zuträglicher. Auch aus der Sicht einer Maus möchte ich keinem Menschen begegnen. Ich möchte jetzt aber mit dieser Liste hier nicht fortfahren, sondern es Ihnen, lieber Leser, überlassen, einmal eine Begegnung mit sich selbst mit den Augen verschiedenster Tiergattungen zu betrachten. Zur Anregung könnten Sie dies einmal ganz spielerisch zusammen mit einem Kind tun. Beobachten Sie, was dabei herauskommt.

Wenn unsere Tierbrüder als beseelte Wesen Schmerz, Angst Leid und Tod wahrnehmen können, ist es dann richtig, ihnen nur um der Gaumenfreude wegen das Leben zu nehmen? Hat ein Tier kein Recht, die von der Natur zugewiesene Lebensspanne auszuleben? Es war vor mehr als 2 000 Jahren ein Menschheitslehrer auf Erden der mahnte: „Du sollst nicht töten." Sein Verständnis ging weit über das hinaus, was wir heute darunter verstehen. Er meinte tatsächlich, du sollst nicht töten Mensch noch Tier, auch nicht deine Nahrung mit Hitze oder Kälte. Und du sollst nicht töten mit Worten oder Gedanken.

Ich bin nicht Gott, der Leben spenden und nehmen kann wie es ihm gefällt. Ich bin ein Teil der Schöpfung, und nur wenn ich Schöpfer von Leben wäre, also lebendige Wesen erschaffen könnte, hätte ich auch das Recht, das Leben anderer Wesen zu nehmen.

Ich bin überzeugt, dass ein Gesinnungswandel des Menschen in dieser Hinsicht einen Quantensprung seines Glücks bedeuten würde. Ich bin sicher, dass es seine Richtigkeit hat, dass der Mensch diese dunkle Erfahrung in der Beziehung mit den Tieren gemacht hat, aber ich bin ebenso sicher, dass die Zeit, sich für eine schönere und beiderseits angenehmere Erfahrung zu entscheiden, jetzt gekommen ist.
Auf Grund meiner eigenen Erfahrung gehe ich noch einen Schritt weiter in meiner Überzeugung. Ich glaube, die Zeit ist reif, sogar die Erfahrung mit dem Erhitzen und Abtöten der Nahrung zu beenden, und nun die großartige Erfahrung mit dem Leben zu machen. Nicht nur der Gesundheit zuliebe, sondern auch dem menschlichen Geist, der Erde und nicht zuletzt der Liebe zuliebe.

Es ist mir klar, dass man das Feuer im Kamin am meisten schätzt, wenn man aus der Kälte kommt. Doch man sollte ans Feuer gehen, bevor man erfroren ist.

ZUCKER

Es scheint mir wichtig, dass ich noch ein paar Worte zur „süßen Droge" verliere. Damit meine ich jede Art von isoliertem
Zucker. Gewiss, es gibt genug Gelegenheiten, Zucker zu essen. Vom Gummibärchen über Schokolade, Kekse, Riegel, Ba-
bynahrung, Kindertees bis zu den Süßgetränken wie Cola,
Fanta, Limonade und so weiter, bietet sich Zucker in den ver-
schiedensten Verkleidungen und Tarnungen an. Ja, selbst die
glasierten Karotten im First-Class-Restaurant enthalten Zucker.
Die Liste wäre endlos. Aber was ist denn an diesem weißen,
süßen Zeug so schlecht?

Zwischen 96 und 99% der Bevölkerung der Industrieländer
sind von Zahnfäulnis befallen. Bereits 90% der sechs- bis neun-
jährigen Kinder weisen Karies auf, ebenso 60% aller Kleinkinder. Vor ein paar Jahren schockierten Fotos von verfaulten
Zähnchen, deren Verursacher hauptsächlich stark gezuckerte
Babytees waren. Selbst die hartnäckige Zuckerindustrie, die
leugnet, dass Zuckerkonsum an den Ursachen der Zivilisationskrankheiten beteiligt ist, bestätigt, dass Zucker Karies begün-
stigen kann. Ihre Behauptung, richtiges Zähneputzen würde
den Zucker für die Zähne unschädlich machen, scheint mir frag-
würdig, da ich nicht glauben kann, dass 90% der Bevölkerung
sich die Zähne nicht richtig putzt oder die falsche Zahnpasta
benutzt. Naturvölker z. B. leiden nicht an Zahnfäulnis, obwohl
ihre Zahnhygiene der der zivilisierten Welt bei weitem nicht
entspricht.

Isolierter Zucker in jeglicher Form ist säurebildend und enthält
keinerlei Vitalstoffe, Enzyme, Mineralien und Spurenelemente,
die wichtig sind für die Verarbeitung des Zuckers im Körper. Er
wird im Organismus zu Säure und Fett aufgespalten. Um
diese Säure zu neutralisieren, benötigt der Körper basische Mineralien und auch Vitamine. Da er sie nicht im Zucker und glei-

chen Übels auch nicht im Weißmehl findet, entzieht er sie den Zähnen und den Knochen.

Ebenfalls steigen beim Genuss von Industriezucker Säuregrad und Aktivität des Magensaftes an, und es entsteht ein vermehrtes Hungergefühl. Wer diesen Hunger nun mit Süßigkeiten stillt, befindet sich im Teufelskreis, der sehr oft zu chronischer Überreizung der Schleimhäute führt. Wie alle Kohlenhydrate wird Zucker im Dünndarm umgewandelt, um in kleinsten Teilchen durch die Darmwand in die Blutbahn befördert zu werden. Diesen Vorgang nennt man „Resorption". Die in Einfachzucker abgebauten Kohlenhydrate werden durch die Pfortader in die Leber gebracht. Da werden sie als Glykogen zur Reserve gespeichert oder als Blutzucker in die Blutbahn abgeleitet. Dieser Prozess benötigt ein harmonisches Zusammenspiel einer Reihe von Enzymen, Vitaminen und Mineralstoffen, welche dem Körper mit der Nahrung regelmäßig zugeführt werden müssen. Obst, Gemüse, Nüsse, Keimlinge und dergleichen enthalten im Rohzustand meist mehr davon, als der Körper tatsächlich benötigt, während isolierte Nahrungsmittel wie Zucker, Auszugsmehle usw. ihm diese Stoffe entziehen, ohne etwas zurückzugeben.

Ohne den Vitamin-B-Komplex ist kein Abbau von Zucker möglich. Ohne Vitamin B 1 kann kein Stoffwechsel funktionieren. Zucker enthält keinerlei Vitamine, also muss der Körper sie anderswo herholen. Wenn die restliche Nahrung keinen Ausgleich schaffen kann, kommt der Körper zu kurz.

Dr. Bruker meint, dass die Wissenschaft der Vitamin-B-Forschung unumstößlich beweisen kann, dass dieser Mangel imstande ist, praktisch jede Krankheit zu erzeugen, da ein gestörter Kohlenhydratstoffwechsel in einer innigen Verflechtung mit Fett- und Eiweißstoffwechsel eine Art Kettenreaktion im gesamten Organismus hervorrufen kann.

Doch ist der Zucker nicht nur ein Vitaminräuber, sondern er verbraucht auch andere Vitalstoffe und Mineralien wie Magnesium, Kalzium, Phosphor und Chrom. Chrom ist der Hauptagent für den sogenannten „Glykosetoleranzfaktor", der dafür sorgt, daß der Blutzuckerspiegel nicht krankhaft ansteigt. Ebenfalls ist gewiss, dass Zucker ein Kalkräuber hohen Grades ist, was schwerwiegende Folgen haben kann für Zähne und Knochensubstanz. Vor allem der wachsende Kinderkörper ist auf Kalzium angewiesen. Während der Abbau der Kohlenhydrate im Dünndarm bei naturbelassener Nahrung langsam und in rhythmischer Ordnung geschieht, da ihre Vielfachzucker in Einfachzucker abgebaut werden müssen, wird im Gegensatz dazu der isolierte Zucker sehr schnell abgebaut und in überfallmässig hoher Quantität in das Blut geschleust. Das verursacht einen argen Anstieg des Blutzuckerspiegels.

Der Blutzucker, „Glukose" genannt, ist Energie für jede einzelne Zelle. Die Großhirnrinde, die auch für Gefühle, Gedanken und Reaktionen eine wichtige Rolle spielt, ist jedoch ausschließlich auf Glukose angewiesen, um ihre vielfältigen Funktionen ausüben zu können. Für einen geordneten Ablauf der körperlichen und geistigen Funktionen ist eine gleichmäßige, konstante Versorgung notwendig. Ein zu hoher Blutzuckerspiegel hat eine hohe Insulinausschüttung zur Folge. Daraus resultiert ein schneller Abfall des Blutzuckerspiegels unter den Normalwert und damit ein drastischer Leistungsabfall. Organe, Gehirn und jede Zelle geraten in eine Energieunterversorgung, eine Unterzuckerung, welche „Hypoglykämie" genannt wird. Diese Hypoglykämie verursacht Symptome wie abnorme Müdigkeit, Schwächeanfälle, Gereiztheit, Sehstörungen, Schweißausbrüche, depressive Gefühle, Ungeduld, Gedächtnisstörungen, Konzentrationsschwierigkeiten und auch Reaktionsverzögerungen. Das Gehirn schaltet bei Unterzuckerung auf Sparflamme, und es kommt zu einer Reihe von mentalen und emotionalen Störungen.

Es ist bekannt, dass Lernschwierigkeiten bei Kindern oft im Zusammenhang mit einem erhöhten Zuckerkonsum stehen. Seit etwa 70 Jahren gibt es signifikante Hinweise darauf, dass Verbrechen, manche davon sehr schwerwiegend, von Menschen begangen wurden, welche nach klinischer Feststellung zur Zeit der Tat unter Hypoglykämie (Unterzuckerung) litten. Es ist bewiesen, dass, bei gleicher emotionaler Belastung, der Zuckerverbrauch bei straffälligen Jugendlichen höher liegt als bei Jugendlichen, die nicht straffällig werden.

Um ein Beispiel zu nennen: Oft sehen wir im Sommer Kinder, am Schwimmbeckenrand mit blauen Lippen schlotternd in der Hitze sitzen. Eine typische Hypoglykämie. Diese Kinder hatten vorher zuckerhaltige Getränke und Schleckereien vom Kiosk gekauft, konsumiert und sind dann ins Wasser spielen gegangen. Ein durch die Abkühlung hoher Energieverbrauch und die damit verbundene Insulinausschüttung bewirkten in kürzester Zeit eine Unterzuckerung. Dieser geistig-körperliche Schwächezustand macht diese Kinder nun äußerst schutzlos gegen Krankheitserreger aller Art und anfällig für Depressionen sowie seelisch-geistiger Disharmonien.

Die Unterzuckerung (Hypoglykämie) erzwingt von der Bauchspeicheldrüse eine starke Ausschüttung von Glucagon, ein Hormon der Bauchspeichedrüse, das als Gegenspieler des Insulins fungiert, und die Leber muss Reserven freigeben. Der nächste Schritt ist dann meist, sich wieder etwas Süßes einzuverleiben, um den Blutzuckerspiegel zu erhöhen. Der Teufelskreis von Zuckerkonsum und extremer Insulinausschüttung aufgrund des hohen Zuckerspiegels fängt von vorne an. Wen wundert's, dass die Bauchspeicheldrüse irgendwann hoffnungslos überfordert ihre Funktion aufgibt und nicht mehr genug Insulin produziert? Es ist genau so, als ob wir ein Rennpferd ohne Pause so lange jagen, bis es erschöpft zusammenbricht. Als Folge des ständigen Zuckerkonsums manifestiert sich die Zuckerkrankheit, die Diabetes mellitus.

Isolierter Zucker ist genau so wie Weißmehl (Brot), ein Suchtmittel, das keine lebensnotwendigen Stoffe enthält. Wir essen davon, werden nicht genährt, also tritt kein Sättigungsgefühl ein, weshalb wir immer mehr davon verlangen. Das Magazin „Der Spiegel" formulierte dies so: *„Längst hängen die Industrienationen am Zucker wie Fixer an der Nadel."*

Die künstlichen Süßstoffe sind ebenfalls keine Alternative, da sie vollsynthetisch hergestellt werden und Zucker vortäuschen, wo keiner ist. Sie können vom Körper nicht entschlüsselt werden und stellen somit einen Fremdkörper dar, der wie Gift behandelt und ausgeschieden wird. Warnen möchte ich vor allem vor Aspartam. Eine Information kann beim Verlag Ernährung & Gesundheit bestellt weden.

Bekömmliche Süßungsmittel sind Trockenfrüchte mit der Süße (Süße = Liebe) aus der Sonne. Schonend bei Niedertemperatur (nicht über 40° C) getrocknet und nicht geschwefelt oder gezuckert, geben uns Trockenfrüchte nahrhafte Süße.
Frische, reife Früchte und Honig liefern ebenfalls natürlichen Zucker und damit gute Energie für Gehirn und Muskeln. Ja sogar für einen gesunden Knochenaufbau benötigt das heranwachsende Kind natürlichen Zucker aus Früchten und Honig, jedoch nicht aus isoliertem Industriezucker. Kinder sollten das Wort Zucker überhaupt nicht kennen. Früher oder später können wir es nicht verhindern, daß sie in Kontakt mit der schlimmsten Droge kommen und können darauf hoffen, daß sie vernünftig mit dem weißen Gift umgehen werden.

Hauptbestandteil des Honigs sind Traubenzucker und Fruchtzucker; sie dienen als schnelle und wertvolle Energiespender. Damit der honigeigene Zucker verwertet werden kann, muß er mit Phosphor gebunden werden. Honig enthält bereits die dafür notwendigen Phosphate. Im Gegensatz zu Industriezucker, enthält Honig bis zu 3 % Mineralstoffe wie: Eisen, Kupfer, Silicium, Mangan, Kalzium, Kalium, Magnesium und Chlor-Natrium. Die Enzyme Invertase und Saccharase, auch Fermente genannt, bewirken die Aufspaltung der Zweifachzucker in leichtverdauliche Einfachzucker. Durch Erwärmen verliert der Honig wichtige biologische Enzyme, antibakterielle Stoffe (Inhibine), das Nervenhormon Acetylcholin, das auch für die Herzfunktion von Bedeutung ist. Bei einer Erwärmung auf 50° C werden die Enzyme innerhalb von wenigen Tagen abgebaut. Bei 70° C braucht es nur wenige Stunden, und die Enzyme werden zerstört. Solche Honige besitzen keinen gesundheitlichen Wert.

Honig enthält über 100 verschiedene Wirk- und Aromastoffe, was mit ein Grund ist, dass er von alters her als Heilmittel gilt. Trotz der guten Eigenschaften sollte auch Honig nicht im Übermaß konsumiert weden. 1 bis 2 Teelöffel täglich sind ausreichend, mehr als 3 Teelöffel sollten nicht verzehrt werden, denn auch Honig fordert zur Senkung des Blutzuckerspiegels das Bauchspeicheldrüsenhormon Insulin.

Wenn wir bedenken, wie viele Blüten und wie viele Flugstunden die Bienen für ein Kilo Honig benötigen, dann sollten wir den Blüten-Nektar ohnehin mit mehr Ehrfurcht und Dankbarkeit behandeln.

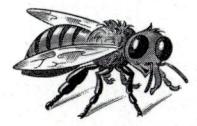

FLUOR

Die Propaganda für Fluor in der Zahnpasta oder als Gel, mit dem wöchentlich die Zähne einzureiben seien, oder als Tablette den Kindern zu verabreichen sei, um damit dem Zahnzerfall entgegenzuwirken, zwingt mir ein paar Äußerungen zu diesem Thema ab.

Fluor kommt zwar im Körper in Spuren vor, aber nur in elementarer Form und nicht als freies Fluor. Es gibt heute klare Erkenntnisse, dass ein Zuviel davon ernsthafte Schäden verursacht und äußerst giftig ist. Ebenfalls ist längst bekannt, dass unsere Pflanzen und somit Tier und Mensch bereits unter einer Überbelastung der Umwelt durch Fluorausfall bei der Aluminiumgewinnung und durch Einsatz von fluorhaltigen Düngern leiden. In den sechziger Jahren, ich erinnere mich noch bestens daran, sind Tiere, vor allem Kühe, an Fluorausfall von der im Raum Badisch-Rheinfelden gelegenen Aluminiumfabrik erkrankt. Den Kühen sind unter anderem davon die Zähne ausgefallen. Sie wurden nicht mehr trächtig und zeigten eine Menge anderer Organerkrankungen. Die Tiere mussten massenhaft notgeschlachtet werden. Von einem befreundeten Tierarzt habe ich persönlich erfahren, dass die Ursache Fluor war.

Die Fluorose ist eine entschädigungspflichtige Berufskrankheit in der Aluminiumindustrie mit Zahnverfärbung, Gelenksteifheit, Kurzatmigkeit und Gliederschwere als Symptome. Fluoride sind zelltötende Gifte, die ätzend auf Schleimhäute wirken. Im Körper wirkt Fluor unter anderem enzymhemmend, was zu Skelettschäden und zu lebensgefährlichen Beeinträchtigungen der Funktionen der Schilddrüse, Nebenschilddrüse, Bauchspeicheldrüse und Nebenniere führen kann. Demgegenüber stehen keine Beweise, dass Fluormangel ernste körperliche Schäden oder gar Karies verursacht.

Karies ist eine Folge von mangelhafter Mineralienzufuhr durch entwertete Zivilisationskost und kann nur mit qualitativ hochwertiger, naturbelassener, unverfälschter, lebendiger Nahrung erfolgreich verhindert werden.

Gewissenhafte Fachleute kämpfen energisch gegen die Trinkwasserfluoridierung und nennen es „Zwangsmedikation" oder „Brunnenvergiftung". Im Mittelalter stand auf Trinkwasservergiftung die Todesstrafe.

Mit Propagandaaktionen wird Fluor, das Abfallprodukt der Aluminiumgewinnung, lukrativ vermarktet und dient nicht dem Wohle der Menschheit. Es liegt nun an Ihnen, selber zu entscheiden, ob Sie sich sowie Ihren Kindern diese künstliche Fluoridierung zumuten und somit die Verantwortung dafür übernehmen können, oder ob Sie besser einer optimalen Ernährung den Vorzug geben.

Fluoride sind in der Tat wirksam - doch härten sie leider nicht nur die Zähne, sondern lösen vor allem verschiedene Symptome aus (bzw. verschlimmern sie), gegen die Karies noch harmlos anmutet. Diese Symptome gleichen denjenigen der heutigen Zivilisationskrankheiten haargenau:

- Allergien
- Herz- und Kreislauferkrankungen
- Arterienverkalkung
- Bluthochdruck
- Thrombosen
- Schlaganfälle
- Erkrankungen des Knochensystems
- Arthritis
- Osteoporose
- Erkrankungen der Leber und der Nieren
- rheumatische Erkrankungen
- Muskel-, Gelenk-, Bein- und Rückenschmerzen

- Selbst Missbildungen bei ungeborenen Kindern können durch Fluoride ausgelöst werden. Die Erscheinungen sind contergan-ähnlich', mit Hasenscharte', Kropf und Gaumenspalte.

BLEI UND SCHWERMETALLE IM ESSEN

Eva Kapfelsberger und Udo Pollmer schreiben in ihrem Buch „Iß und stirb", dass rund 3/4 der täglichen Bleiaufnahme der Nahrung entstammen. Lebensmittel aus verlöteten Konservendosen rangieren dabei auf den vordersten Plätzen. Die Wirkungen von Blei sind denen von Quecksilber durchaus ebenbürtig. Ähnlich wie jenes beeinträchtigt es das Allgemeinbefinden ohne typische klinische Symptome. Die gewöhnlich sehr zurückhaltende „Amerikanische Akademie der Wissenschaften" ließ verlauten: „Die subtilen Folgen einer Langzeitaufnahme von geringen Bleimengen können sich auf das Verhalten in zwei Formen manifestieren: Abstumpfung der geistigen Fähigkeiten und chronische Hyperaktivität."

Dieser Feststellung liegen nicht nur zahlreiche Tierversuche zugrunde, sondern auch Beobachtungen an Kindern. Weiter schreiben die beiden Autoren des oben genannten hochinteressanten Buches: „Kinder, die einmal eine leichte Bleivergiftung erlitten hatten, entwickelten nach ihrer Gesundung erhebliche Schulprobleme. Nicht nur ihre verminderten geistigen Leistungen fielen aus dem Rahmen, sondern auch die ungehemmte Impulsivität, die bis zur Gewalttätigkeit reichte. Diese Kinder werden dann zum Psychotherapeuten geschleppt und unnötigerweise mit Psychopharmaka vollgestopft. Ruhigstellung ist nicht die Lösung, sondern Entgiftung und eine kindgemäße Ernährung plus Substitution mit Blue Green Algen und anderen Nährstoffen. Mit der Nahrungsergänzung „Kids Plus" nach Prof. Karl J. Abrams haben Eltern die beste Möglichkeit, ihre hyperaktiven Kinder zu unterstützen. Kinder die mit Psychopharmaka behandelt wurden, laufen später Gefahr, an der Nervenkrankheit Parkinson zu erkranken. Buchempfehlung hierzu: *„ADHD Aufmerksamkeitsstörungen und Hyperaktivität bei Kindern und Erwachsenen"* Alternativen zur medikamentösen Behandlung von Prof. Abrams.

In unterschiedlichsten psychologischen Testverfahren schnitten Kinder mit viel Blei in Blut, Haaren oder Zähnen ausgesprochen schlecht ab. Bei so manchem Kind, das ohne erkennbare Ursache geistig zurückgeblieben ist, konnte nachträglich eine Bleivergiftung diagnostiziert werden. Die Berichte über spontane und unmotivierte Aggressivität bei Bleikindern lassen einen Verlust der normalen Hemmungsfunktion der Hirnrinde vermuten. Da ähnliche Erfahrungen aus Tierversuchen bekannt sind, veranlasste dies einige Wissenschaftler zu der spekulativen Frage, ob nicht Umweltgifte wie Blei eine Rolle bei der Entstehung bestimmter Formen von Kriminalität spielen könnten.

Von maßgeblichen Verhaltenstoxikologen wird heute übereinstimmend die Ansicht vertreten, dass die üblichen Bleibelastungen, vor allem in großen Städten, die außerordentlich komplexen Vorgänge menschlichen Denkens beeinträchtigen können. Folgen auf die Kombinationsgabe und Logik, auf Phantasie und Vorstellungskraft, auf verbale und mathematische Fähigkeiten werden diskutiert. Vorstellungskraft und Phantasie sind die Voraussetzung für eine schöpferische Kreativität im Menschen.
In jenen Fällen, in denen Kinder mit überhöhten Bleiwerten Medikamente erhielten, die die Schwermetalle binden und aus dem Körper ausschwemmen, trat nach einiger Zeit eine bemerkenswerte Besserung ein, sowohl hinsichtlich ihrer geistigen Fähigkeiten als auch ihres Verhaltens. Gerade die Eigenschaften des Bindens und des Ausschwemmens von Schwermetallen sind unübersehbare Qualitäten von chlorophyllhaltigen Kräutern und Gräsern, Mikroalgen, Früchten und Gemüse, wenn sie im Rohzustand genossen werden. Allen voran steht diesbezüglich der Saft von Gerstengras und Chlorella Mikroalgen. Der Chemischen Landesuntersuchungsanstalt in Karlsruhe zufolge ist in Bio-Produkten im Schnitt nur halb so viel Blei enthalten.

Die Belastung mit Schadstoffen bewirkt eine Verminderung des nahrungsphysiologischen Wertes in den Pflanzen. Schwermetallspuren in den Pflanzen haben hemmend die Aufnahme von wichtigen Mineralstoffen. Herbizide zeigen negative Auswirkungen auf Faserstoffe, Fett, Eiweißbestandteile und Kohlenhydrate.

Messungen haben ergeben, dass in den Blättern herbizidbehandelter Gemüsepflanzen ein um ca. 20 % geringerer Gehalt an Vitamin B2, und ca. 70 % geringerer Gehalt an Vitamin B1 zu finden war. Der Gehalt an Karotin, aus dem der Körper das Vitamin A bildet, sank um die Hälfte.

Eine intensive Stickstoffdüngung zeigt eine Verminderung des ernährungsphysiologischen Wertes der Eiweißstoffe im Getreide. Ebenfalls zeigen diese umweltbelastenden Chemikalien und Gifte Beeinträchtigungen im ganzen Stoffwechselgeschehen bei Pflanzen, Tieren und Menschen. Die schädliche Wirkung von Agrargiften, wie Herbizide, Pestizide, Fungizide, Kunstdünger und so weiter, wird auf den menschlichen Organismus durch Kochen nicht etwa verringert, sondern durch eine chemische Reaktion meist noch verstärkt.

Es bleibt mir da nur zu raten, die Agrarchemie-Industrie nicht zu unterstützen und gesunde Früchte und Gemüse aus ökologischem Anbau vorzuziehen.

TOLERANZ

Um wieder zu unseren Kindern zurückzukommen: Niemand kann von ihnen erwarten, dass sie sich richtig ernähren, wenn die Eltern nicht als Vorbild dienen. Bis zum 7. Lebensjahr lernen Kinder durch Nachahmung ihrer Umwelt. Mit einem guten Beispiel ist für sie schon ein großes Stück des Weges geebnet. Für das Kind ist es wichtig, dass es nicht nur Grenzen aufgezeigt bekommt, sondern auch immer die nötigen Erklärungen und Aufklärungen, damit es verstehen lernt, dass die richtige Ernährungsform ein Gewinn ist und kein Verzicht. Gesunde Alternativen anzubieten ist vorteilhafter, als Schlechtkost zu verbieten. Ab dem 7. Lebensjahr kann ein Kind verstehen, warum gewisse Nahrungsmittel gut und andere weniger gut sind und warum wiederum andere für die menschliche Ernährung nichts taugen, obwohl sie in Geschäften angeboten werden.

Wenn die Kinder beginnen zu begreifen, dass sich der größte Teil der Menschheit nicht so verhält, dann sollten wir „auf der Hut sein", dass wir die Menschheit nicht als schlecht verurteilen, sondern die Kinder darauf hinweisen, dass dies auch auf Unwissenheit zurückzuführen ist. Auch können die Kinder darauf aufmerksam gemacht werden, dass sie in dem glücklichen Umstand leben, Zugang zu diesem Wissen zu haben, was anderen ein ganzes Leben lang verwehrt bleibt. Sie sollten wissen, dass es viel Geduld mit den Mitmenschen braucht, die ja ein Teil der Liebe ist. Eine derartige Aufklärung kann gerade dann eine entscheidende Rolle spielen, wenn es um die Verwandtschaft geht, vor allem um jene, die in engerer Beziehung zum Kind steht, oder wenn es um seine Freunde und um seine Spielkameraden geht.

Ich bin mir bewußt, dass das Kind nicht einfach alles annimmt und glaubt, sondern auch seine eigenen Erfahrungen will. Wir dürfen es daran nicht hindern. Wenn die Kinder anfangen ihre eigenen Erfahrungen zu machen, ist es wichtig, dass wir als

Eltern uns nicht als Versager ansehen, sondern dies akzeptieren und liebevoll erkennen, dass es für uns selber teilweise ja auch eine lange Zeit gebraucht hat, gewisse Dinge zu erkennen. Vielmehr sollten wir dem Kind helfen, die gemachten Erfahrungen zu verstehen und zu verarbeiten, um eine Lehre daraus ziehen zu können. Erziehung bedeutet nicht, Abhängigkeiten zu pflegen, sondern Beihilfe zur Selbständigkeit zu geben.

Es ist nicht empfehlenswert, das Kind vor Industrienahrung und Zuckerschleckereien hermetisch abzuschließen oder in Angst und Bange verhindern zu wollen, dass das Kind unter Umständen außerhalb des Hauses etwas in den Mund bekommen könnte, das Sie persönlich ablehnen. Dies wäre eine Einschränkung des freien Willens. Wir würden an diesem Versuch mit größter Wahrscheinlichkeit scheitern und uns selbst sowie das Kind damit aufreiben. Insofern sollte auch da die Erziehung nicht Verbissenheit sondern Wegweiser sein. Aber dass es im eigenen Haushalt keine solchen Verführungen im Angebot haben muss, darauf kann jeder Einfluss nehmen.

Es erwartet niemand, weder von den Kindern noch von den Eltern, dass allen verführerischen Verlockungen problemlos widerstanden wird und alle Schwächen im ersten Anlauf besiegt werden. Aber kampf- und mutlos sollten wir uns ihnen auch nicht hingeben, denn Widerstand sollten wir leisten, um schädlichen Verführungen mit der Zeit vollkommen widerstehen zu können. Dies ist ein Teil des Kampfes gegen das niedere Selbst, den Mohammed den „heiligen Krieg" nannte. Dieser Kampf ist es, der uns stärkt und trainiert. Es werden so des Menschen eigene Probleme zu seinen Sparringpartnern und zu den Trainern, die ihn stärken und schleifen und zum Meister werden lassen, der unbesiegbar ist.

UMSTEIGEN

Die mir am häufigsten gestellte Frage lautet: „Ja, ist denn ein Kind nur mit Rohkost und ohne tierische Produkte genügend ernährt, wenn es nichts Gekochtes erhält?"

Um allen Ängsten vorzubeugen, antworte ich: „Es ist auf jeden Fall besser ernährt!" Ich erlaube mir hier zwei Gegenfragen: „Wenn ein Kind mit toter Nahrung, wie Industrienahrung und gekochter Nahrung, genügend ernährt sein soll, warum soll es dies denn mit lebendiger, also roher, unverfälschter, chemisch unveränderter Nahrung nicht sein?" Und: „Ist denn die Natur weniger wert als die Lebensmittelindustrie und deren Chemie?" Ich denke, dies anzunehmen wäre sehr unklug.

Das Leben ist etwas sehr Sensibles und überlebt keine Temperaturen über 50° C. Ab 42° C beginnen Enzyme abzusterben. Viele Vitamine sind nicht hitzebeständig. Die Proteine verändern ihre Struktur ab 58° C und beeinträchtigen den Stoffwechsel. Leben ist weit mehr als eine Zusammenstellung verschiedener chemischer Einzelheiten.

Was die allgemeine Chemie angeht, so fängt das Leben dort an, wo das Reagenzglas aufhört. Das Leben wird mit Leben erhalten, nicht mit dem Tod. Wenn ein Tier getötet wird, ist das Fleisch auch tot. dass der Mensch kein Raubtier ist, zeigt schon seine Anatomie. Und ein Aasfresser ist er noch viel weniger, auch nicht als Kind. Viele Kleinkinder lehnen instinktiv Fleischgerichte ab. Der Mensch braucht frische, hochwertige und lebendige Früchte und Gemüse als Nahrung, um das Leben meistern zu können. Denn das Leben ist eine Aufgabe und kein Zustand.

Es ist sicherlich etwas schwieriger für die Eltern, mit Kindern im Vorschulalter oder im Schulalter auf Frischkost umzusteigen, als von Geburt an damit begonnen zu haben, denn der Geschmackssinn eines Kindes ist sehr schnell verwirrt und überreizt. Das Kind spricht dann nicht mehr auf die natürlichen, feinen und dezenten Reize der Früchte und der Gemüse an, sondern es ist bereits den unnatürlichen Reizen und den Suchtmitteln in den konventionellen Speisen verfallen. Das Kind muß wieder ein natürliches Geschmacksempfinden erlernen.

Hier möchte ich anfügen, dass die Industrie, die mit einer gezielten Geschmacksnivellierung wirkt, uns nicht unbedingt auf den besten Geschmack bringt. Dies zeigt auch folgendes Beispiel. Trotz intensiver Bemühung ist es nahezu unmöglich, das Aroma einer frischen Frucht zu kopieren, da diese ein außerordentlich komplexes Gemisch von Geschmacks- und Geruchsstoffen darstellt, das sich von Pflanzenstandort zu Pflanzenstandort, von Sorte zu Sorte, von Frucht zu Frucht unterscheidet, und weil nach der Ernte sich diese Komposition sofort zu verändern beginnt. Diese Geschmacksvariierung ist auch enorm wichtig, denn sie hilft, das Gedankengut und die Gefühlswelt des Menschen flexibel zu erhalten und nicht in sich erstarren zu lassen.

Nun versucht die Industrie, Chemikalien zu entwickeln, die den natürlichen Aromen möglichst nahe kommen, die „naturidentisch" genannt werden. Diese Chemikalien sind weniger verderblich, billiger und technologisch einfacher zu handhaben als die empfindlichen Naturstoffe. Damit wird es möglich, mit Kunstprodukten auf teure Rohstoffe wie Früchte usw. zu verzichten. Das klare Merkmal solcher Produkte ist der gleich bleibende Geschmack, eine Uniformität, die auch bei Massenartikeln nicht allein mit Naturerzeugnissen erreicht werden könnte. Wenn die Nahrungsmittelindustrie befürchtet, dass der Konsument ein allzu künstlich schmeckendes Produkt ablehnt, so wird sie ihn langsam daran gewöhnen, indem sie, wie der Mediziner sagt, einschleichend dosiert. Ganz allmählich wird das synthetisch hergestellte Produkt zugesetzt und in gleichem Maße auf das Natürliche verzichtet, bis die Chemie dann vollständig in das Lebensmittel integriert wurde. Die dann regelmäßig konsumierten Industrienahrungsmittel werden aus purer Gewohnheit in ihrem Geschmack als „natürlich" wahrgenommen und die naturbelassenen Lebensmittel als Abweichung des Gewohnten abgelehnt.

Ein besonders bezeichnender Fall erhärtet, dass diese Geschmacksverirrung schon weiter fortgeschritten ist, als allgemein angenommen wird. Eine Konservenfabrik in den USA, welche vorher reine Blechdosen verwendet hatte, wechselte, möglicherweise aus gesundheitlichen Gründen, auf Dosen mit einem dünnen Kunstharzfilm. Dadurch verloren einige der Füllprodukte, wie zum Beispiel Ananas, ihren geradezu widerlichen Beigeschmack von Metall. Zum Erstaunen der Hersteller weigerten sich die Konsumenten, diese Ananas zu essen, weil der gewohnte Blechgeschmack fehlte.

Auch bei uns treffen wir ähnliche Fehlanpassungen an. Durch den immer größer werdenden Druck und Zeitnot greifen viele Eltern heute einfach zu den pulverisierten Milchbreis, den standardisierten Karottengläschen, den Gemüsekindergerichten von den computergesteuerten Fertigungsstraßen, die für gleichbleibenden Geschmack sorgen. In der Werbung heißt dies „Gleichbleibende Qualität". Es wird der Konsument von morgen produziert. Die Folgen dieser frühzeitigen „Anpassung" lernen viele Eltern dann bereits kennen, wenn sie nur schon die Marke wechseln und das Kind die kleine Abweichung des Geschmacks mit Geschrei quittiert und das Essen verweigert.

Wir können unseren Kindern beim Entwirren ihrer Geschmacks- und Geruchssinne behilflich sein, indem wir Eltern mit gutem Beispiel vorangehen und uns mit den Kindern absprechen, wie dieses Problem angegangen werden könnte. Zum Beispiel, indem wir keine verfälschte Kunstprodukte mehr im Haus haben. Es kann vorkommen, dass dadurch Härtefälle entstehen, die vielleicht ein „Geheule" verursachen, aber das vergeht schnell. Bald schmecken die Früchte herrlich und lassen das kleine Menschlein vergnügt sein. Entsprechend unseren eigenen Erfahrungen mit unserer Tochter, aber auch mit Kindern von Eltern, die sie nachhause gebracht haben, war dies der einfachste und schnellste Weg. Er hat sich sehr bewährt. Dabei ist aber wichtig, dass alle strikt mitmachen und sich daran halten. Auch die kleinen Erpressungsversuche am Anfang mit Tränen dürfen kein Herz erweichen lassen.

Eine andere Möglichkeit wäre, dass die ganze Familie mal eine ein- oder zweiwöchige Rohkostkur macht und alle, inklusive Kinder, sich daran halten. Wie auch immer, unerlässlich ist, dass die Kinder genau erklärt bekommen, warum wir dies tun. Sie sollten begreifen, dass Ernährung weit über das körperliche Wohlbefinden hinausgeht, nämlich in den seelischen und geistigen Bereich hinein.

Es scheint mir auch wichtig, dass die Kinder wissen, dass sie die nächste Generation sind, die unsere Erde verwalten. Wir sollten ihnen daher näher bringen, welche Verantwortung sie damit übernehmen und dass sie dazu nur fähig sein werden, wenn sie in jeder Hinsicht hellwach und dadurch in der Lage sind, die Verantwortung über sich selbst sowie über ihr Denken und Handeln zu übernehmen. Lassen wir dabei die Kinder spüren, dass wir sie als vollwertige Wesen annehmen und respektieren.

SUCHT

Zu den Suchtmitteln möchte ich noch ein paar Gedanken niederschreiben. Dabei denke ich an Suchtmittel wie die künstlichen Geschmacks- und Aromastoffe, den isolierten Zucker, Fleisch, Eier, Weißmehlprodukte, Schokolade mit all den daraus entstandenen Produkten sowie Colagetränke und alle andern Getränke, die Koffein, künstliche Süß-, Farb- und Aromastoffe plus Unmengen isolierten Zucker enthalten. Es sind Suchtmittel, weil sie in unserem Hormonhaushalt und unserem biochemischen Ablauf eine Veränderung hervorrufen und uns dadurch abhängig machen. Wer nicht glaubt, dass diese Produkte süchtig machen können, soll sie doch einfach einmal weglassen.

Der Weg zur Sucht fängt schon sehr früh an, nämlich bereits da, wo die Trinkflasche mit gezuckertem Tee das Kleinkind immer und überall begleitet und beim ersten Laut bereits in seinem Munde steckt. Überdies sind Kräutertees Medizinalgetränke und sollten eher spezifisch angewandt werden und nicht als Durstlöscher. Wenn gewisse Tees jedoch einmal zum Durstlöschen eingesetzt werden, dann genügen wenig Kräuter und wenig Honig zum Süßen. Als Durstlöscher eignet sich am besten reines, stilles Wasser. Wasserkefir (siehe Rezept) mit Maß könnte sich dazu auch noch bewähren. Frisch gepresste Fruchtsäfte, verschiedene vegane Milcharten (z. B. Mandelmilch) können auch dafür verwendet werden, jedoch mit Vorbehalt, denn sie sind gleichzeitig auch Nahrung in flüssiger Form. Den Schnuller in Konfitüre oder Zucker zu tauchen ist kariesfördernd und absolut nicht ratsam, schon gar nicht, wenn es darum geht, das Kind zu beruhigen. Abgesehen davon, führt der ständige Gebrauch des Schnullers zu Gaumenveränderungen.

Seelische Bedürfnisse sollten mit Liebe, nicht mit Nahrungsmitteln gestillt werden und schon gar nicht mit Suchtmitteln.

Mit Lebensmitteln sollte nur das Bedürfnis des Hungers gestillt werden und zwar mit den hochwertigsten, die einem zugänglich sind.

Kinder bis sieben Jahre sind meiner Ansicht und Erfahrung nach Fruktivoren (was der Mensch ohnehin von Natur aus wäre). Das heißt, sie leben vorwiegend von Früchten. Dem sollte in ihrem Speiseplan Rechnung getragen werden. Es sollte ihnen daher auch kein Gemüse aufgezwungen werden, wenn sie es ablehnen. Aber wenn sie nach Gemüse verlangen, ist nichts dagegen einzuwenden. In den meisten Fällen wollen die Kinder nämlich auch das essen, was die Eltern und die andern Familienmitglieder essen. Auch sollten Kinder nicht einem starren Essenszeitplan unterworfen sein, sondern bei Bedarf und bei Äußerungen über Hunger jederzeit Zugang zu Früchten haben.

Je älter die Kinder jedoch werden, desto klarer sollten sie verstehen, was Sucht überhaupt ist. Das Wort Sucht kommt von suchen. Aber das, was wir eigentlich suchen, ist nicht auf der materiellen Ebene zu finden, sondern auf der seelisch-geistigen Ebene. Diese Bedürfnisse können garantiert nicht über die äußeren Sinne gestillt werden. Die Befriedigung seelischer Bedürfnisse wird nur durch die inneren Sinne zu erreichen sein, indem wir als geistige Wesen bereit sind, den Nächsten in Liebe zu dienen.

Es ist das Suchen nach dem Göttlichen in uns, die Suche nach der verlorenen Einheit und dem Urgrund des Seins. Und das finden wir nur in uns selbst, in der absoluten Reinheit unseres Herzens. Der Versuch, die äußeren Sinne zu befriedigen, verursacht immer mehr haben zu wollen und führt dazu, nach noch stärkeren Reizen zu suchen. Wir können uns bewußt machen, daß der Verstand nicht mit materiellen Gütern befriedigt werden kann. Reich ist nicht, wer viel besitzt, reich ist jener, der am wenigsten zu seiner Zufriedenheit benötigt.

Ein chinesisches Sprichwort sagt: „Wer seine Sinne nicht unter Kontrolle bringt, der wird von ihnen beherrscht." Wenn es schwierig wird, diesen Verlockungen zu widerstehen, helfen feine Rohkostpralinen, Südfrüchte und Dörrfrüchte doch recht viel, oder Eis am Stiel (siehe Rezeptteil), vor allem wenn diese Schleckereien von den Kindern selbst zubereitet wurden.

Die Kinder sollten spielerisch in die Zubereitung der Speisen mit einbezogen werden, um so eine Beziehung dazu zu erhalten. Die Kinder können auch beim Anpflanzen von Sprossen und Weizengras mit einbezogen und daran beteiligt werden, um dabei ihre Liebe zum Leben auch in den Pflanzen kennen zu lernen und eine Beziehung zur Natur aufzubauen.

Was den Saft des Weizengrases angeht, können den Kindern bereits nach dem Abstillen ein paar Tropfen davon in die nachstehend aufgeführten Milchdrinks gemischt werden. Ausführliche Anleitungen zum Anpflanzen und Anzucht von Weizengras und Sprossen und Keimen finden Sie in meinem Buch „Rohkost - die lebendige Nahrung" sowie im Buch „Weizengrassaft-Medizin für ein neues Zeitalter" von Reiner Otto Schmid.

Aus dem geheimen Evangelium der Essener - Buch 4:
Es ist die Erdenmutter, die unsere Körper versorgt, denn wir sind aus ihr geboren und haben unsere Leben in ihr. So versorgt sie uns mit Nahrung in jedem Grashalm, den wir mit unseren Händen berühren. Denn ich sage euch, nicht nur durch das Brot ernährt uns der Weizen. Wir können auch das zarte Gras essen, auf dass die Kraft der Erdenmutter in uns eintrete. Eßt o Kinder des Lichts, von diesem vollkommenen Kraut auf der Tafel unserer Erdenmutter, auf dass eure Tage auf dieser Erde lang währen mögen, denn dies ist in den Augen Gottes wohlgefällig.

SEIEN SIE ERFOLGSORIENTIERT

Viele Menschen glauben, etwas zu verlieren, wenn sie ihre Ernährung umstellen. Ich nenne dies ein defizit-orientiertes Verhalten. Man kann es ändern, indem man nach vorn schaut und nicht zurück. Das heißt, dass man sich auf den Gewinn konzentriert.

Ein Beispiel: Sie ernähren sich einen Tag lang nur von Früchten und freuen sich, dass Sie gut genährt sind, ohne einer Pflanze Leid zuzufügen. Die Bäume und Sträucher, die die Früchte hervorgebracht haben, leben weiter und bringen neue Früchte hervor.

Oder ein anderes Beispiel: Ernähren Sie sich von Rohkost und konzentrieren Sie sich auf ihr ökonomisches Verhalten. Sie benötigen weniger Rohstoffe für ihre Ernährung, Sie verbrauchen weniger Zeit und Energie bei der Essenszubereitung, da der Kochprozess wegfällt. Freuen Sie sich, dass Sie Ihrem Körper mehr Leben zuführen und es ihm daher immer besser geht. Wenn sich am Anfang ein Gefühl von Mangel einschleichen will, lenken Sie die Aufmerksamkeit auf die Leichtigkeit, die Sie in Ihrem Körper verspüren.

Viele Menschen erinnern sich beim Umstellen an die angenehmen Seiten der bisherigen Ernährungsform und vergleichen sie mit den anfänglichen Anpassungsschwierigkeiten der neuen. Tun Sie das Gegenteil. Vergleichen Sie einmal alle Nachteile der Kochkost mit all den Vorteilen der lebendigen Nahrung. Konzentrieren Sie sich von nun an nur noch auf die Vorteile der lebendigen Nahrung.

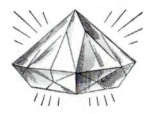

KINDERKRANKHEITEN

Wir haben bei unseren Kindern bisher keine markanten Symptome von Kinderkrankheiten festgestellt, denn bei lebendiger Ernährung verlaufen diese Krankheiten ohne merkliche Anzeichen ab, weil der Körper genügend Vitalität besitzt, um Kräfte zur Gegenwehr zu mobilisieren, ohne große Instabilität und Krankheitsbilder. Es besteht die Möglichkeit, dass unsere Kinder eine Leistungsminderung oder leichtes Fieber für einen Tag zeigen, meistens jedoch ohne bettlägerig zu werden.

Im allgemeinen aber heben sich Kinder, die mit lebendiger Nahrung ernährt werden, nicht nur durch ihre Gesundheit hervor, sondern auch durch ihren klaren und reinen Blick. Wenn daneben auch noch das Familienleben harmonisch ist, so spiegelt sich dies ebenfalls im strahlenden Blick des Kindes wider. Überhaupt bleibt zu erwähnen, dass solche Kinder auch gegen Stress weitestgehend resistent sind. Gesundheit ist nicht alles, jedoch ohne Gesundheit ist alles nichts. Dies ist eine alte Wahrheit. Dass dabei die Nahrung eine wichtige Rolle spielt, ist nicht zu übersehen. Dass die Ernährung auf das Denken der Menschen einen wichtigen Einfluss hat, ist ebenso wahr. Da ja alles Schwingung ist, auch die Nahrung, muss die Schwingungsfrequenz der Nahrung, um sie uns zugänglich zu machen, assimiliert werden. Assimilieren kommt von „similar", d.h. „gleich" und bedeutet also „angleichen". Die Schwingungsfrequenz muss ebenfalls angeglichen werden. Es ist eine Gesetzmäßigkeit, dass tiefe Schwingungen die hohen leicht absorbieren und es viel mehr Energie braucht, die tiefen Schwingungen zu erhöhen als umgekehrt. Das kennt jeder, der schon einmal Farben gemischt hat. Es braucht viel weniger dunkle Farbe, um eine helle Farbe einzudunkeln, als es helle Farbe braucht, um eine dunkle aufzuhellen. Wer ein Saiteninstrument spielt, weiß auch, dass ein tiefer Resonanzton den höheren schnell absorbiert.

Bei der Nahrung haben wir nun entweder Zugang zu endloser Energie, um tief schwingende Nahrung zu erhöhen, was eine Energieverschwendung wäre, oder aber unsere Gesamtschwingung senkt sich nach unten. Ein solches Absenken der eigenen Schwingung bedeutet eine dramatische Einflussnahme auf unser Denken und Fühlen sowie auf den gesamten geistigen Horizont und auch auf den Zugang zur Intuition. Es drängen sich mir hierbei die Fragen auf: „Können wir es uns überhaupt noch leisten, solch tiefe Schwingungen mit der Nahrung aufzunehmen, wie wir dies mit Fleisch, Alkohol, Eiern, Käse und den vorher aufgelisteten Suchtmitteln tun? Oder wären wir alle aufgerufen, lebendige Nahrung von lebendigen Pflanzen, das heißt ungekocht, und vor allem Früchte, welche die Lebensinformation von höchstmöglicher Schwingungsfrequenz enthalten, zu uns zu nehmen?"

Ja, ich weiß, liebe Leserinnen und Leser, die Antwort steht im Raum. Daher lasset die Nahrung uns zu einem Heilmittel werden, auf dass wir ein heiliges Mittel werden.

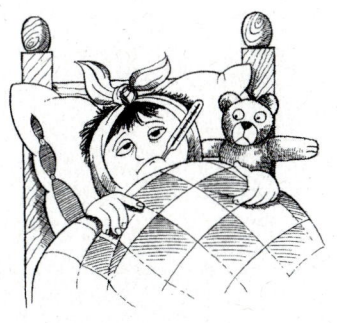

Nur die Heiligen heilen die Welt
Durch die Eiligen wird sie entstellt
Durch die Hassenden wird sie zerstört
Durch die Prassenden eitel entleert
Die nur Tüchtigen retten sie nicht
Und die Süchtigen löschen das Licht

Die still Tragenden bauen das Haus
Die Entsagenden schmücken es aus
Die GOTT Dienenden segnen die Zeit
Und die Sühnenden tilgen das Leid
Dich zu beteiligen, bist Du bestellt
Tritt zu den Heiligen; heile die Welt

Verfasser unbekannt

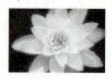

REZEPTE

Liebe Eltern, Sie kennen ihre Kinder am besten, und Sie werden im Laufe der Zeit auch den Hunger ihrer Kinder am besten einschätzen können, daher werden Sie diese Rezepte Ihren Kindern anpassen müssen. Erachten Sie diese Rezepte also als Vorschläge und Hilfen, jedoch nicht als bindend oder gar zwingend.

Sie dürfen ohne weiteres auch etwas mehr zubereiten und sich selbst an den Delikatessen beteiligen. Wichtig ist allerdings, dass die Gerichte immer frisch zubereitet und konsumiert werden.

Die Milchgetränke sollten, wie die Gerichte für Kinder bis zum 18. Lebensmonat, immer Körpertemperatur haben. Für Kinder unter drei Jahren könnten Sie auch etwas Laktose beigeben, z. B. in Form von Schüsslersalzen Nr. 1 und Nr. 2, da Laktose für die Entwicklung des Gehirns nötig ist.

■ Die in den Rezepten verwendeten Abkürzungen bedeuten folgendes:

TA	Tasse	L	Liter
EL	Esslöffel	St	Stück
TL	Teelöffel	g	Gramm
LS	Teelöffelspitze	dl	Deziliter 0,1 Ltr.
MS	Messerspitze	cl	Zentiliter 0,01 Ltr.
nB	nach Belieben		

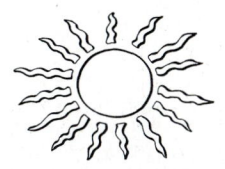

KRÄUTERTEES UND INFUSIONEN

In der Regel reichen ein bis zwei TL voll Kräuter auf 1/4 L Wasser.

1. Variation:

Da Wasser ein sehr kostbares und sensibles Element ist und sich beim Kochen in seiner Struktur verändert - es fällt aus dem Kolloidalzustand (der Gleichschwebe) heraus -, erhitzen wir nur 1/10 bis max. 1/4 der Wassermenge, die für den Tee benötigt wird. Wir machen damit den Absud und füllen den Rest mit frischem, kaltem Wasser auf. Der Tee sollte dadurch in der Regel 40° C nicht mehr übersteigen.

Kräuterblätter und Blüten mit kochend heißem Wasser aufbrühen und 2 - 5 Minuten ziehen lassen.

Rinden, Stengel, Samen und Wurzeln kalt ansetzen, auf den Siedepunkt bringen und je nach Beschaffenheit 10 -15 Min. ziehen lassen.

2. Variation:

Die Kräuter, Stängel, Samen oder Blüten in frisches Wasser geben, 8 -10 Std. bei ca. 40° C ziehen lassen, dann abgießen.

3. und beste Variation:

Die Kräuter oder das Gewünschte mit dem Wasser in ein Glasgefäß mit Deckel geben, z. B. in ein Einweckglas, 6 -12 Std. an die Sonne stellen, dann absieben.

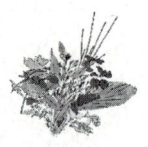

Empfehlungen zu geeigneten Tees:

ANIS, KÜMMEL UND FENCHEL
Je zu gleichen Teilen: gegen Blähungen und krampflösend.

ANIS
Appetitanregend, magenwärmend, schleimlösend, beruhigend, galletreibend.

KÜMMEL
Vertreibt Gase, ist krampfstillend, schleimlösend, beruhigend; gut bei Milchmangel stillender Frauen und Menstruationsbeschwerden.

FENCHEL
Erzeugt große Wärme, nach welcher sich krampfartige Zustände rasch bessern; auch für Husten und Asthma geeignet.

BALDRIAN
Gegen Nervosität und leichte Schlafstörungen sowie krampfhafte Leibschmerzen, gegen Kopfschmerzen, Überempfindlichkeit und in weiterem Sinne bei jeder Art von Verkrampfung.

BRENNESSEL
Wirkt harnsäureausscheidend, blutreinigend, nierenstärkend und entzündungswidrig. Der Brennnessel wird viel Gutes nachgesagt.

EISENKRAUT
Bewährtes Mittel gegen Kopfschmerzen und allgemeine Schwächezustände. Anregungsmittel bei Nervenschwäche, Müdigkeit, nervösen Depression, Anämie; ist teilweise einsetzbar bei Schlaflosigkeit; ist leicht galletreibend und entschleimend.

HAGEBUTTE
Schmerzlindernd und heilend bei Blasen- und Nierenleiden; diuretisch, galletreibend; aktiviert den Magen; leicht entsäuernd.

HEIDELBEERE

Appetitanregend, stuhlregulierend, krampflösend bei Harnröhrenkatarrh und Blasenschwäche. Bei starkem Durchfall frische Heidelbeeren pürieren (siehe Heidelbeerpudding).

KAMILLE

Beruhigend, schweißtreibend, krampfstillend; lindernd bei Leibschmerzen, bei Krämpfen der Blase und bei Gastritis. Entzündungshemmend.

KIRSCHENSTIEL

Desinfizierend und harntreibend.

LINDENBLÜTEN

Schweißtreibend; wirksam einsetzbar bei Erkältungskrankheiten, durststillend. Empfehlenswert mit Orangen- oder Zitronensaft gemischt. Kann auch mit Pfefferminzblättern zusammen aufgebrüht werden.

MALVE

Beruhigend; Anwendung bei Lungenverschleimung, Bronchialkatarrh, Husten u. Heiserkeit.

MELISSE

Fördernd für die Milchproduktion; tonisierende Wirkung auf Magen, Darm und Nervensystem; wirkt krampflösend; gut gegen Kopfschmerzen und Schlaflosigkeit; hat menstruationsregelnde Eigenschaften.

MISTEL

Gegen Kreislauf- und Stoffwechselstörungen; reguliert den Blutdruck. Diesen Tee nicht aufkochen, sondern nur ansetzen und entweder an der Sonne 6-12 Std. oder bei ca. 40° C 8-10 Std. ziehen lassen. Dosierung: 4-6 TL Mistel in 3 TA Wasser.

OREGANO
Einsetzbar bei Asthma und Bronchitis; fördert die Entschleimung bei Bronchialkatarrh.

PFEFFERMINZE
Wirkt belebend, ist verdauungsfördernd, regt die Magen-Darm-tätigkeit an; wirksam gegen Entzündungen der Verdauungsorgane und der übrigen Unterleibsorgane; gegen Übelkeit und Schwindel; einsetzbar bei Erkältungskrankheiten. Nicht bei Einnahme homöopathischer Mittel, da als Antidot die Wirkung derselben aufhebt.

RINGELBLUMEN
Blutreinigend; tonisierend auf die Blutgefäße wirkend sowie entzündungshemmend; fördert die Gallebildung.

ROSMARIN
Ist gut bei Magenverschleimung, Appetitlosigkeit, Verdauungsbeschwerden, Nervenschmerzen sowie Schwindel und Erschöpfung durch geistige Überanstrengung.

STIEFMÜTTERCHEN
Blutreinigend; stoffwechselfördernd bei Gelbsucht; kommt zur Anwendung bei Bettnässen. Kleine Dosierung; nicht ziehen lassen, nur heiß angiessen. Ist sehr bitter und muss gesüßt werden.

ZINNKRAUT
Eines der besten Lungenmittel. Kräftigt allgemein schwaches Gewebe; gibt Linderung bei Blasenkrampf und schmerzhaftem Urinieren; wirksam bei Nierenentzündung und Bettnässen. Der hohe Kieselsäuregehalt soll sogar bösartige Geschwüre in ihrem Wachstum hemmen.

Auf Vollständigkeit dieser Auflistung wird kein Anspruch erhoben. Die Hinweise sollen nur als erste Einführung dienen.

FASTEN MIT KRÄUTERTEES

Weil Kräutertees oft als Medizinalgetränke eingesetzt werden, erwähne ich hier, dass Fasten mit diesen Tees und/oder mit Fruchtsäften jeden Krankheitsverlauf, nicht nur bei Erwachsenen, sondern auch bei Kindern, beträchtlich verkürzt. Viele Kinder verweigern bei Krankheiten die Aufnahme von fester Nahrung instinktiv. Es ist ein Irrtum, dies zu missbilligen.

Der Körper kann sich beim Fasten schneller regenerieren. Eine erzwungene Aufnahme fester Nahrung, vor allem bei fehlendem Hunger, würde das Gegenteil bewirken.

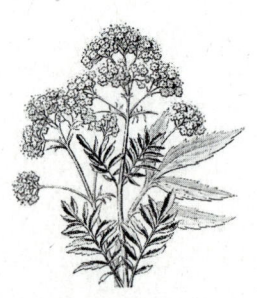

MANDELMILCH

Für vegane Milch können verschiedene Nusskerne als Grundlage dienen. Mandelmilch ist eine sehr nahrhafte Pflanzenmilch mit Vitamin B1, B2 und E, Magnesium, Phosphor, Kalzium und Eisen. Mandelmilch hat sich auch bei Allergiekindern bestens bewährt. Wenn wir uns einmal an die vegane Milch gewöhnt haben, werden wir uns schwer tun, jemals wieder tierische Milch zu mögen.

3 EL   Süßmandeln über Nacht einweichen, Schale entfernen
1 EL   kaltgeschleuderter Honig
1/4 L Wasser

Zutaten im Mixer emulgieren. Die entstandene Milch durch ein feines Sieb oder ein Tuch passieren. Die Rückstände in Sieb oder Tuch können in Gemüsegerichten oder in Desserts (siehe unter „Soft'n'sweet") weiterverarbeitet werden.

Für Kinder ab ca. 1 Jahr kann auch kaltgewalztes Mandelpüree verwendet werden. Siehe auch im Buch „Rohkost - die lebendige Nahrung" unter Mandelmilch, Seite 15.

BANANEN-MANDELMILCH

3 EL   Süßmandeln über Nacht einweichen, danach Schale
       entfernen
1/2   reife Biobanane
1 EL   kaltgeschleuderter Honig
1/4 L Wasser
1 MS   Vanillepulver

Alle Zutaten im Mixer emulgieren, Milch durch ein feines Sieb passieren. Für Kinder ab ca. 1 Jahr kann auch kaltgewalztes Mandelpüree verwendet werden.

CAROB-MANDELMILCH
schmeckt beinahe wie Kakao

3 EL	Süßmandeln über Nacht einweichen, Schale entfernen
1 EL	kaltgeschleuderter Honig
1/4 L	Wasser
1 TL	Carobpulver (Johannisbrotpulver)
1/2 TL	Bio-Zuckerrohrmelasse
nB	1/4 oder 1/2 Banane dazu tun.

Alle Zutaten im Mixer emulgieren.
Für Kinder ab ca. 1 Jahr kann auch kaltgewalztes Mandelpüree
verwendet werden.

PAPAYA-MANDELMILCH

3 EL	Süßmandeln über Nacht einweichen, Schale entfernen
150 g	reife Papayafrucht
1 EL	kaltgeschleuderter Honig
1/4 L	Wasser
1/2 TL	Bio-Kokosöl
nB	1/4 oder 1/2 Banane dazu tun.

Alle Zutaten im Mixer emulgieren.
Für Kinder ab ca. 1 Jahr kann auch kaltgewalztes Mandelpüree
verwendet werden.

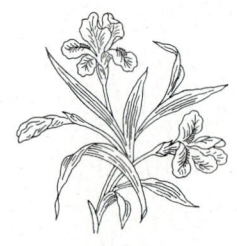

ERDBEER-MANDELMILCH

3 EL   Süßmandeln über Nacht einweichen, Schale entfernen
100 g reife Bio-Erdbeeren - müssen gut gewaschen werden
1 EL   kaltgeschleuderter Honig
1/4 L   Wasser
1 MS   Vanillepulver
nB   1/4 oder 1/2 Banane dazu tun.

Alle Zutaten im Mixer emulgieren, Milch durch ein feines Sieb passieren.
Für Kinder ab ca. 1 Jahr kann auch kaltgewalztes Mandelpüree verwendet werden.

MARONI-MANDELMILCH

3 EL   Süßmandeln über Nacht einweichen, Schale entfernen
1 EL   Marroni Rohkostpulver
1 TL   kaltgeschleuderter Honig
1/2 TL Bio-Kokosöl
1/4 L   Wasser
nB   1/4 oder 1/2 Banane dazu tun.

Alle Zutaten im Mixer emulgieren, Milch durch ein feines Sieb passieren.
Für Kinder ab ca. 1 Jahr kann auch kaltgewalztes Mandelpüree verwendet werden.

Für Eilige: Das Marroni Rohkostpulver kann auch nur mit Wasser zu einem kräftigenden und wärmenden Drink angerührt werden.

MANGO-MANDELMILCH

3 EL   Süßmandeln über Nacht einweichen, danach Schale
           entfernen
1/2   reife Mangofrucht in Scheiben geschnitten
1 EL   kaltgeschleuderter Honig
1/2 TL   Bio-Kokosöl
1/4 L   Wasser
1 MS   Vanillepulver
Wer mag, kann noch 1/4 Banane dazu tun.

Alle Zutaten im Mixer emulgieren, Milch durch ein feines Sieb passieren.
Für Kinder ab ca. 1 Jahr kann auch kaltgewalztes Mandel-püree verwendet werden.

WALNUSSMILCH   Ab ca. 1 Jahr

4 EL   Walnüsse - evtl. über Nacht in Wasser einweichen
1 EL   kaltgeschleuderter Honig
1/4 L   Wasser

Die Zubereitung erfolgt wie bei der Mandelmilch. Die Qualität der Nüsse ist am besten, wenn sie möglichst frisch geknackt werden oder nicht länger als 3 Tage aus der Schale gebrochen sind. Diese Milch hat einen edelbitteren Geschmack. Bei Verdauungsschwächen sollten die Nüsse wie bei der Mandelmilch eingeweicht werden.

DATTELMILCH

1/2 TA Datteln, entsteint und über Nacht eingeweicht
1/2 L   Wasser
1 EL   Mandelpüree

Alle Zutaten in den Mixer geben und emulgieren.

INGWERMILCH

1/4 L Ingwertee (geraffelter Ingwer in etwas Wasser kurz aufkochen).
Für Kinder wenig, für Erwachsene mehr Ingwer verwenden.

2 TL   kaltgewalztes Mandelpüree
1 LS   Gelbwurzpulver
1 EL   kaltgeschleuderter Honig
1 MS   Vanillepulver

Die Zutaten in den Mixer geben und emulgieren. Wenn frische Mandeln verwendet werden, diese durch ein Sieb oder Tuch passieren. Es kann auch noch eine Banane dazu verarbeitet werden.

KOKOSMILCH Ab ca. 7 Monate

1 TA   frisch geriebene Kokosnuss
1/2 EL kaltgeschleuderter Honig
1/4 L ca. 40° C warmes Wasser

Die oben erwähnten Zutaten im Mixer gut verarbeiten und durch ein Sieb oder Tuch passieren. Diese Milch schmeckt herrlich, wenn Ananas dazugemixt wird. Ebenso können natürlich auch andere Früchte verwendet werden.

- **Achtung:** Wenn kaltes Wasser verwendet wird, löst sich die Kokosbutter nicht auf und bleibt mit den Faserstoffen im Sieb oder Tuch zurück.

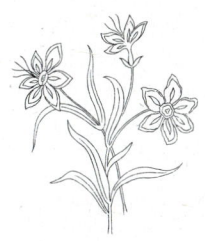

BUCHWEIZENMILCH

3 EL   Buchweizenkeimlinge
1 EL   kaltgeschleuderter Honig
1 /4 L Wasser

Buchweizen ca. 3 Std. einweichen und 12 bis max. 24 Std. ankeimen lassen. Alle Zutaten in den Mixer fein pürieren. Die so
entstandene Fruchtmilch durch ein feines Sieb oder ein Tuch
passieren.

Diese Milch kann auch mit folgenden Früchten angereichert
werden: Banane, Papaya, Mango, Apfel, Avocado, Kaki usw.

Durch die Zugabe von Früchten kann etwas Honig im Grund-
rezept reduziert werden. Die Früchte werden der fertigen Milch
im Mixer beigemischt. Für ein Kind unter 7 Monaten empfiehlt
es sich, nur den frischgepressten Saft eines reifen Apfels zu verwenden. Wenn die Mangos besonders faserig sind, fügen wir
sie vor dem Passieren der Milch im Mixer bei. Bei Avocados ge-
nügt schon ein Teelöffel voll.

DINKELMILCH

3 EL   Dinkelkörner aus ökol. Anbau
1 EL   kaltgeschleuderter Honig
1/4 L Wasser

Dinkelkörner ca. 8 Std. einweichen und ca. 1 1/2 bis 2 Tage
ankeimen lassen. Zutaten im Mixer gut verarbeiten und durch
ein feines Sieb oder Tuch passieren.
Diese Milch kann, wie die Buchweizenmilch, mit verschiede-
nen Früchten weiterverarbeitet werden. Anstatt von Dinkel
kann angekeimte Nacktgerste verwendet werden. Nacktgerste muß jedoch mindestens 3 - 5 Tage lang angekeimt
werden.

KEFIR

2 L	Wasser
2 EL	Zucker
2-3 EL	Kefirpilz (Wasserkefir)
1/2	Zitrone oder Orange oder Feige
1/4 TA	Honig

Den Kefir mit Zucker und Frucht, aber ohne Honig, 2-3 Tage bei möglichst 21-37° C fermentieren lassen. Danach absieben, die Flüssigkeit mit Honig durchsetzen und nochmals ca. 2-3 Tage in einer gut verschließbaren Flasche ziehen lassen.

Der Kefir kann nach dem Absieben gespült und sofort wieder angesetzt werden. Er kann auch über 1-2 Wochen in klarem Wasser im Kühlschrank aufbewahrt werden.

Dieses Getränk ist nach der zweiten Fermentierung kohlensäurehaltig und bleibt im Kühlschrank über mehrere Tage haltbar. Es eignet sich daher gut für Kinder, die in das Alter von Sprudelgetränken kommen, um ihnen eine ideale Alternative bieten zu können. Sie können dieses Getränk, beim Beimischen von Honig, auch mit ein paar Tropfen Rote-Bete-Saft einfärben. Es sieht dann sehr spektakulär aus.

Anmerkung: Wasserkefir bekommen Sie entweder von Freunden oder über Internethandel: www.wellness-drinks.de oder www.wasserkefir.de.

Wasserkefir ist die lecker-leichte Alternative zur Limonade - das perfekte Erfrischungsgetränk für alle, die es spritzig und gesund mögen. Der „kleine Bruder" des Kombucha produziert mit Hilfe von Hefen und Milchsäurebakterien wichtige Power-Enzyme, die Körper und Seele aktivieren. Der süß-saure, prikkelnde Geschmack erinnert an jungen, süßen Federweißen. Frischen Wasserkefir erhalten Sie nicht im Laden. Dabei ist es ganz einfach, ihn selbst herzustellen. Sie benötigen nur eine Wasserkefir-Kultur und wenige Zutaten, die jeder zu Hause hat.

KINDER-BIRCHERMÜSLI Ab dem 10. Monat

2 EL	Getreidekeime (Weizen, Wildroggen, Kamut, Emmer)
1	Orange
1	Apfel
1	Banane
3 EL	Mandeln oder Nüsse, gerieben
nB	ganz wenig Wasser

Die Orangeentsaften, den Saft mit den Getreidekeimen und den Mandeln oder den gewünschten Nüssen in den Mixbecher geben und kurz durcharbeiten lassen. Wenn nötig, etwas Wasser beifügen, damit die Masse gut zu bearbeiten ist und das Müsli nicht zu fest wird. Die Masse in eine Schüssel geben. Den Apfel durch die Bircherraffel reiben und sofort unter die Masse mischen. Die Banane in Scheiben schneiden oder mit einer Gabel zerdrücken und dem Müsli beifügen.
Es können auch (eingeweichte) Dörrfrüchte verwendet werden. Das Wasser und die Hälfte von dem Orangensaft kann durch das Einweichwasser der Getreidekeime ersetzt werden. Diese Menge reicht je nach Alter für 2-3 Kinder.

AVOCADOFEST Ab dem 7. Monat

1/2	Avocado
1/2	Orange, nur der Saft
evtl.	etwas kaltgeschleuderter Honig

Oben genannte Zutaten im Cutter oder mit einer Gabel zu einem Püree verarbeiten.
Ab dem 2. Lebensjahr können auch in feine Würfel geschnittene Früchte beigemengt werden.

BABYSQUASH

1/2	Banane
1/2	Avocado
nB	ein wenig Honig
nB	ein wenig Mandelpüree

Mit einer Gabel die Banane und die Avocado fein zerdrücken und gut mischen. Für Babys ist dies eine schnell zubereitete und vollwertige Mahlzeit. Wenn die Kinder größer sind, kann man auch etwas Honig und Mandelpüree dazu mischen. Unsere Kinder lieben dies als „Zwischenmahlzeit" oder als Mittagessen. Sie nennen es „Babyfond" oder „Babysquash".

BANANEN-APFELBREI Ab dem 7. Monat

1	Banane
1	Apfel
1 TL	Sesampüree oder Mandelpüree (kaltgewalzt)

Den Apfel durch die Bircherraffel reiben und die Banane, mit einer Gabel zerdrückt, dem Apfel beimischen. Am Schluss das Sesampüree oder Mandelpüree darunter mengen.

FRUCHTCOCKTAIL Ab dem 7. Monat

1/4	Papaya
1/4	Apfel
1/2	Banane

Die Papaya und die Banane mit einer Gabel zerdrücken, den Apfel durch die Bircherraffel reiben und alles vermischen. Das Püree kann natürlich auch im Mixer hergestellt werden.
Die Mengenangaben können je nach Größe der Früchte und dem Hunger des Kindes variiert werden.

RUBYS FRUCHTSALAT

1/2   Orange
1/2   Banane
1   Schnitz Papaya

Die Orange auspressen. Die Banane und die Papaya in feine Scheiben schneiden und behutsam mit dem Orangensaft mischen. Nach Belieben etwas gemahlene Vanille dazugeben. Rechnen Sie doch gleich eine Portion für sich dazu, denn es schmeckt wirklich vortrefflich.

KAKIPÜREE Ab dem 12. Monat

1/2   reife Kaki
nB   1 Prise Vanillepulver

Die Kaki in den Mixer oder in den Cutter geben und zu einem Püree verarbeiten. Evtl. etwas Flüssigkeit (Wasser) beimengen.

Die Kaki enthält ziemlich viel Pektin. Das Püree wird dadurch fest in seiner Konsistenz und kann bei gutem Verarbeiten im Mixer wie Heidelbeerpudding gehandhabt werden.
Für Kakipudding werden außer Kaki keine weiteren Zutaten im Mixer gemischt. Hingegen können dem Kakipüree noch andere Früchte, wie z. B. Äpfel, Bananen, Birnen, Kiwis, Mangos, Papayas usw., beigemengt werden.

HEIDELBEERPUDDING Für 4 Personen:

4 TA   Heidelbeeren

Die Heidelbeeren in den Mixer geben und gut pürieren. In 4 kleine, am besten halbrunde Schalen füllen und ca. 1 - 2 Std. kühl stellen. Vor dem Servieren vorsichtig stürzen.

Achtung: Heidelbeeren können wirksam gegen Durchfall und bei Magenverstimmung eingesetzt werden.

MANGOPÜREE

1/2   reife Mango

Mango schälen und vom Stein schneiden. Das Mangofleisch in den Mixer geben und pürieren.
Manche Mangosorten sind faserig. In diesem Fall empfiehlt es sich, das Püree durch ein feines Tuch (z. B. eine eigens dafür reservierte Gazewindel) zu winden oder durch ein Sieb zu treiben. Beim Sieb kann dies mit Hilfe eines Löffels geschehen.

Tip: Sollte 1/2 Mango für Ihren Mixer, um einwandfrei zu arbeiten, zu wenig sein, geben sie die ganze Mango oder noch mehr hinein und genießen Sie dann die Mahlzeit mit ihrem Kind zusammen; es wird ihnen munden. Dies gilt übrigens für alle Rezepte.

CAROBCREME   ab dem 12. Monat
Schmeckt ähnlich wie Schokolade

Für 4 Personen:

1/4 Lt Wasser
2-3 EL Honig
3 TL   Carob
1 LS   Vanille, pulverisiert
1 MS   Birnbrot- oder Lebkuchengewürz
nB   1/2 Avocado

Die Zutaten in den Mixer geben und kurz durchmischen. Danach die Avocado beigeben und wiederum gut mixen, wodurch die cremige Konsistenz erreicht wird.

ZIMTAPFEL Ab ca. 2 Jahre

1   Apfel
1   Banane
1 MS   Zimt
1 TL   Mandelpüree; fein gemahlene Mandeln oder Sesam
ein paar eingeweichte Rosinen

Den Apfel und die Banane pürieren, dann Zimt und Mandelpüree beimengen, am Schluss die ganzen Rosinen darunter
mischen. Diese Menge reicht meistens für Kind und Mutter.

ORANGEN-MUKI Ab dem 12. Monat

1   Orange
1   Banane
2 EL   eingeweichte Rosinen
1 TL   Mandelpüree

Die Orange mit der Banane pürieren, das Mandelpüree darunter mischen und die ganzen Rosinen beigeben.
Anstelle von Mandelpüree können auch fein gemahlene Mandeln, Haselnüsse, Kokos oder, dem Kalzium zuliebe, Sesamsamen verwendet werden. Diese Menge reicht normalerweise
für Mutter und Kind zum fröhlichen „Tête-à-tête".

APFEL-VAKI Ab ca. 2 Jahre

3   eingeweichte Feigen
1-2   Äpfel, je nach Größe

Die Feigen mit dem Einweichwasser im Mixer zu einer dickflüs-
sigen Sauce verarbeiten. Den Apfel durch die Bircherraffel oder
Röstiraffel, je nach Kaufähigkeit des Kindes, reiben und mit der
Sauce vermischen. Diese Menge reicht für Vater und Kind zu
einem „Diner ensemble".

PATRICIAS ORANGENSALAT

1	Orange
3	Datteln
1	Trockenfeige
nB	etwas Rosinen
1 EL	Kokosflocken
1 MS	Zimt
1 MS	Sternanis
1/2 TA	handwarmes Wasser

Datteln und Feige halbieren und in feine Scheiben schneiden. Zusammen mit den Rosinen im Wasser einweichen. Die Orange schälen und in feine Würfel schneiden, mit den eingeweichten Dörrfrüchten und den übrigen Zutaten vermengen und anrichten.

ZNÜNI *

1	Apfel
1 TL	kaltgewalztes Mandelpüree
1 TL	Honig

Den Apfel durch die Bircherraffel reiben und mit den restlichen Zutaten gut vermischen.
Vielleicht brauchen Sie eine größere Portion, denn die Kinder werden es mögen.

* Znüni ist Schweizerdeutsch und ist die Bezeichnung für eine Zwischenmahlzeit, die am Vormittag als zweites Frühstück eingenommen wird.

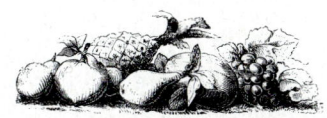

KAROTTENCREME

1   mittlere Karotte
1 TL   kaltgewalztes Mandelpüree
1/2 TA Wasser
1 MS   Vanille

Die Karotte fein schneiden und in den Mixer geben. Das Wasser, Mandelpüree und die Vanille beifügen und pürieren. Nach Belieben kann die Hälfte des Wassers mit frisch gepresstem Saft einer halben Orange ersetzt werden.

MANDARIN BELVEDERE   Als Dessert für 4 Kinder:

2   große Mandarinen
1   Apfel 1 EL Honig
1 EL   kaltgewalztes Mandelpüree
2   Wahlnüsse

Mandarinen ohne sie zu schälen, mit dem Messer quer halbieren. Die Kerne mit der Messerspitze herauslösen. Das Fruchtfleisch mit einem Löffel aus der Schale lösen. Die Schale darf dabei nicht beschädigt werden. Den Apfel durch die Bircherraffel reiben. Das Fruchtfleisch der Mandarinen mit dem Honig und dem Mandelpüree im Mixer pürieren. Dieses Püree nun aus dem Mixbecher nehmen und dem geriebenen Apfel beimischen.

Das Ganze in die Schalenhälften der Mandarinen einfüllen und in Dessertschalen anrichten. Die Nüsse schälen, halbieren und als Dekoration je eine Hälfte auf die Desserts geben. Anstelle von Walnüssen können auch Haselnüsse, Mohnsamen oder ähnliches verwendet werden.

Da nicht alles in den Mandarinenschalen Platz findet, können Sie den Kindern noch Nachschlag geben. Dieses Dessert schmeckt nach mehr.

GREEN POWER

Vom 9. Monat an kann dem Kind auch bereits Blattgrün zur Nahrung angeboten werden.

10 g	frische junge Spinatblätter (aus ökol. Anbau - Freiland)
1/4	Avocado
1/2	Apfel
1/2 TA	Wasser

Apfel ohne Kerngehäuse in kleine Stücke schneiden und mit den übrigen Zutaten in den Mixer geben. Wasser dazugießen und das Ganze fein pürieren.

Ein Teil des Wassers kann auch durch Orangensaft ersetzt werden.

Anstelle von Spinat können auch Feldsalat, in Österreich „Rapunzel" genannt, Portulak, Sonnenblumensprossen, Buchweizensprossen oder Alfalfasprossen verwendet werden. Natürlich sind auch bereits Wildkräuter möglich. Der Apfel kann auch mit Banane oder Birne ergänzt oder ersetzt werden.

Chlorophyll, das Blattgrün, ist sehr wichtig für die Blutbildung und Blutreinigung.

Sollte diese Menge für Ihren Mixer zu wenig sein, machen Sie einfach die doppelte Menge und essen Sie den Rest selbst. Ihre Gesundheit wird es ihnen danken.

AVOKADO-KAROTTENMUS

1	mittlere Karotte
1/4	Avocado
1/4	Orange
etwas Wasser	

Orange auspressen. Die Karotte fein schneiden und mit dem Orangensaft und den übrigen Zutaten in den Mixer geben und fein pürieren.

EISMELASSE kaffeeähnlich: für 4 Personen - ab ca. 2 Jahre

1/2 TA Wasser
4   Bananen
1 EL   Honig
1 EL   kaltgewalztes Mandelpüree
1 EL   Schwarze Zuckerrohrmelasse
2-3 EL Sonnenblumenöl kaltgepresst

Die Bananen schälen und tiefkühlen. Wasser, Honig, Mandelpüree und Melasse in den Mixer geben und durcharbeiten.
Die gefrorenen Bananen in ca. 2 cm große Stücke schneiden
und den andern Zutaten im Mixer beigeben. 3 Min. stehen
lassen, dann durchmixen und beim laufenden Mixer das Öl
langsam einlaufen lassen. Sofort servieren.

EISCAROB schokoladenähnlich
für 4 Personen - ab 2 Jahre

1 TA   Wasser
4   Bananen
3 EL   Carob (Johannisbrotpulver)
1 EL   kaltgewalztes Mandelpüree
1 EL   Honig
1 MS   Vanille
1/4   Avocado

Die Bananen schälen und tiefkühlen. Die übrigen Zutaten in
den Mixer geben und gut durcharbeiten. Die gekühlten Bananen in ca. 2 cm große Stücke schneiden und ebenfalls in den
Mixer geben. Das Ganze etwa 3 Min. stehen lassen und nochmals mixen. Sofort servieren. *(Die Menge der Früchte kann
je nach deren Größe variiert werden.)*

EIS AM STIEL

Ich erinnere mich noch genau, welchen Eindruck solches Eis in meiner Kindheit auf mich machte. Meine Eltern fanden eisschlecken unnötig, eine Geldverschwendung und ungesund. Heute kann ich ihnen nur beipflichten. Aber damals, oh...; ging es doch nicht nur um das geschmackliche Vergnügen, nein, es war ein Prestige, ein solches Ding in den Fingern zu haben, auch wenn der Spaß nur sehr kurz war. Diese „Prestigesache" sollte, wenn es schon gut fürs kindliche Gemüt ist, wenigstens seinem Körper nicht schaden. Hier ein paar Vorschläge, um selber Eis herzustellen. Eisformen gibt es in Warenhäusern.

HEIDIS FAVORIT Ab ca. 3 Jahre

ca. 400 g rote Trauben

Die Trauben auspressen, am besten mit einer Beerensaftpresse, die auch für den Weizengrassaft gebraucht werden kann. Den Saft in die Eisformen gießen, bis etwa 5 mm unter den Rand. Mit dem Stiel, der zugleich Deckel ist, die Form schließen und mindestens 4 Std. im Tiefkühlfach gefrieren lassen. Es können auch Orangensaft oder andere Fruchtsäfte verwendet werden.

BANANENEIS FAMILIANUM

4-5   Bananen
1/2 TA Johannisbeersaft oder Himbeersaft
2 EL   Honig

Die Bananen schälen und tiefgefrieren. Der mit der Beerensaftpresse frisch gepresste Saft mit dem Honig mischen. Die gefrorenen Bananen durch den Wolf treiben und mit dem Eislöffel 4 Kugeln in je eine Dessertschale geben. Mit dem Löffel auf der Kugel eine Einbuchtung machen und diese mit Beerensaft füllen. Den Rest des Saftes rund um die Kugel verteilen. Weitere Möglichkeiten dieser Art finden Sie in meinem Leitfaden *„Rohkost - die lebendige Nahrung."*

APFELFREUDE

2	Äpfel
1 EL	kaltgewalztes Mandelpüree
1 EL	Honig

ein paar Tropfen Zitronensaft

Die Äpfel durch die Bircherraffel reiben oder im Cutter zu Mus verarbeiten und mit den übrigen Zutaten mischen. Es kann auch noch Orangensaft dazugegeben werden. Das Ganze in die Formen abfüllen und wie zuvor beschrieben gefrieren.

BANANENERFRISCHUNG

1	geschälte Bio-Banane
1/2 TA	Wasser
1 TL	kaltgewalztes Mandelpüree
nB	1 TL Honig

Die Zutaten im Mixer verarbeiten und wie vorher beschrieben gefrieren. Das Wasser sowie der Honig können weggelassen werden. Die Banane mit der Gabel zerdrücken, dann das Mandelpüree darunter arbeiten, abfüllen und gefrieren.

MILCHEIS

ca. 4 dl Mandelmilch

Die Mandelmilch in die Formen abfüllen und wie beschrieben gefrieren. Die Milch kann auch mit einer Prise Vanillepulver, wenig schwarzer Melasse oder Carob angereichert werden.

Lassen Sie Ihre Kinder auch eigene Rezepte entwerfen.

KAKI-EIS

ca. 4 dl Mandelmilch
1   Kaki

Die Mandelmilch mit der Kaki im Mixer verarbeiten, in die Formen füllen und gefrieren. Anstelle von Kaki können auch andere pektinhaltige Früchte und Beeren, wie z. B. Heidelbeeren oder Avocados, verwendet werden.

VANILLEPLAUSCH

2   Bananen
1 LS   Vanille gemahlen
1 MS   Gelbwurz

Die Bananen pürieren, Vanille und Gelbwurz beimischen, die Masse in die Formen abfüllen und gefrieren. Anstelle von Bananen können auch Mangos verwendet werden.

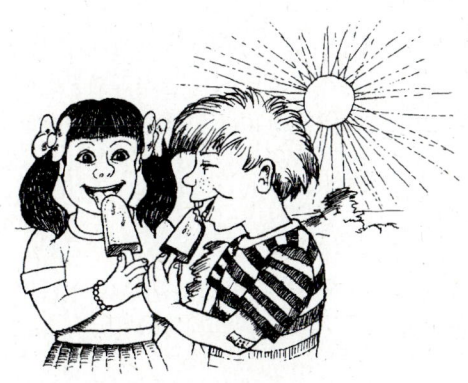

SOFT'N'SWEET-KUGELN

1-2   Bananen, mit der Gabel fein zerdrückt
1 TA   Mandelrückstände der Milch, gut ausgepresst oder frisch gemahlene Mandeln
7   Datteln entsteint
1/2 TA Kokosflocken
nB   2 EL Rosinen
nB   1 MS Vanille, gemahlen
nB   1 EL kaltgewalztes Mandelpüree

Datteln in kleine Stücke schneiden, die restlichen Zutaten beimischen und gut durcharbeiten. Die Masse in tischtennisballgroße Kugeln formen und in den Kokosflocken drehen, so dass die ganze Oberfläche bedeckt wird.

Mit etwas Mandelpüree wird die Masse etwas weicher und geschmeidiger.

DATTEL-KUGELN

2 TA   Datteln
1 TA   geriebene Haselnüsse
1 TA   geriebene Mandeln
1/2 TA Sesam

Die Datteln entsteinen und durch den Wolf treiben. Nun die pürierten Datteln mit den Haselnüssen und den Mandeln zu einem Teig kneten. Aus diesem Teig kleine Bällchen formen und im Sesam wälzen.

Diese Leckerei hat einen hohen Kalziumgehalt.

BANANEN CHIPS

5   Bananen
1 TA   Sonnenblumenkeimlinge
1 LS   Vanillepulver

Die Bananen im Mixer pürieren. Dann die Sonnenblumenkeimlinge und die Vanille dazugeben und ebenso pürieren.
Löffelweise auf ein Backpapier geben und im Dörrapparat oder
im Ofen bei leicht geöffneter Türe trocknen, bis die scheiben-
förmigen Chips fest sind. Diese Chips sind bei jung und alt glei-
chermaßen beliebt.

KINDER-BONBONS

Bananen in etwa 1 cm dicke Scheiben schneiden und auf
einem Backtrennpapier im Ofen bei 50° C mit leicht geöffneter
Türe oder im Dörrapparat trocknen. Damit die Ofentür einen
Spalt offen bleibt, kann man einen Rührlöffel dazwischen
klemmen.

Diese getrockneten Bananenscheiben lassen sich in einem
gut verschlossenen Glas lange aufbewahren. Diese Konservie-
rungsmethode wenden wir an, wenn im Bio-Markt Bananen
im Angebot sind oder wenn wir zu viele reife Bananen haben.
Für Neal und Heidi waren das die „Kinder-Bonbons".

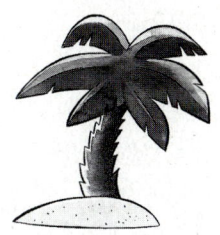

BIRNENHOLZ

Dieses Rezept eignet sich besonders für Kinderpartys

15 St   halbe, getrocknete Birnen
20 St   Datteln
1 TA   Haselnüsse gemahlen
1 1/2 TA Mandeln, gemahlen
1 MS   Birnbrotgewürze
1 EL   Carob
3 EL   handwarmes Wasser
nB   Rosinen (etwa 1 EL)

Die oben angegebene Menge der Birnen bezieht sich auf Williamsbirnen. Sie können auch andere Sorten verwenden. Wenn Sie kleinere Birnen gebrauchen, nehmen sie eine entsprechend höhere Anzahl.

Bei den Datteln sind die kleine, tunesische Sorten gemeint. Bei „Medjool" Königsdatteln benötigen Sie nur die Hälfte.

Die Datteln entsteinen. Die Birnen von Stiel und Kerngehäuse befreien. Dann die Trockenfrüchte durch den Wolf treiben. Das Wasser dazugeben und gut durcharbeiten. Dann die Haselnüsse, die Mandeln und das Birnbrotgewürz dazukneten, bis eine gut formbare Masse entsteht.

Wenn Sie die Masse etwas fester haben wollen, geben Sie etwas Kokosflocken dazu, möchten Sie die Masse etwas weicher, geben Sie etwas Wasser dazu. Nach Belieben können der Masse auch ganze Rosinen beigemengt werden, ohne sie vorher einzuweichen. Mit etwa Dreiviertel der Masse eine Rolle formen, für den Baumstamm, indem Sie die Masse mit beiden Handflächen auf dem Tisch ausrollen. Die Oberfläche mit einer Gabel der Länge nach etwas aufrauen. Der Rest der Masse ergibt die 5 - 6 Aststümpfe. Die Masse aufteilen und kleine Rollen formen. Diese Rollen werden dann seitlich schräg an den Baumstamm angebracht, so dass der Ansatz schön mit dem Stamm verbunden ist.

Das Carobpulver in ein Sieb geben und darüber streuen. Nun die Enden oben und unten am Stamm sowie die Enden der Aststümpfe mit einem scharfen Sägemesser so abschneiden, dass ein schöner Schnitt entsteht. Mit der Gabel an den Schnittflächen die Jahresringe einritzen.
Als Unterlage können gehackte Kürbiskerne oder Kokosflocken dienen. Die gehackten Kürbiskerne oder Kokosflocken auf eine Platte streuen und den „Birnenbaumstamm" darauf legen.

Folgende Sauce, separat dazu serviert, ergänzt das Kunststück wunderbar:

1/4 L   Wasser
1 EL   kaltgeschleuderter Honig
1 /4   Avocado
1 MS   Vanillepulver

Die Zutaten in den Mixer geben und gut durchmixen. Sofort servieren.
Anstelle von Wasser kann auch teilweise oder ganz Fruchtsaft verwendet werden.

Tip: Bei Kindergeburtstagen können auch kleine Kerzen auf den Stamm gesteckt werden.

KNÄCKEBROT

2 TA   gekeimtes Getreide (Weizen, Dinkel, Wildroggen)
1 TA   Wasser
1 MS   Salz
1 EL   Olivenöl
1 EL   Edelhefe

Die Zutaten im Mixer pürieren und auf ein Backpapier ausgießen. Etwa 2 mm dick ausstreichen und im Ofen bei 50° C und leicht geöffneter Türe 5-8 Stunden trocknen lassen. Man kann die Masse beim Ausgießen auch in vier Brote aufteilen oder mit einem Löffelstiel ein Kreuz ziehen und so die Masse in 4 Stücke unterteilen. Die einzelnen Knäckebrote können aber auch kleiner gemacht werden.

SANDWICHES

2   Knäckebrote
1 TA   Kresse
3 Scheiben Tomate etwas Kelpalge
Gewürze nach Belieben

Die Kresse, die Tomate und das Kelp leicht würzen und schichtweise zwischen die Knäckebrote geben.

Da kann man kräftig zubeißen.
Lassen Sie bei der Variation der Sandwich-Einlage Ihrer Phantasie freien Lauf.

GLUTENFREIES BROT

300 g	Buchweizen
200 g	Amaranth
ca. 15cl	handwarmes Wasser
3 EL	Olivenöl, kaltgepresst
1 LS	Meersalz
nB	Kräutersalz
nB	etwas Birnenbrot- oder Lebkuchengewürz

Buchweizen und Amaranth fein mahlen. Das Mehl in eine Schüssel geben und Öl und Salz darunter mengen. Nun das Wasser langsam dazumischen, bis ein bearbeitbarer Teig entsteht. Das Ganze gut durchkneten und zu einer Rolle mit ca. 5 cm Durchmesser formen.

Mit einem scharfen Messer ca. 1 cm dicke Scheiben schneiden. Auf einem Tuch etwa 4-6 Std. trocknen lassen, z.B. in der Sonne, im Dehydrator, auf dem Dörrex oder ähnlichem. Gut getrocknet ist dieses Brot 5 Tage haltbar. Es kann jedoch auch zu dünnen Fladen ausgerollt werden, wodurch sich die Trocknungszeit verkürzt. Dieses Brot kann mit Sesam, Leinsamen, Weinbeeren, oder was das Herz begehrt, bereichert und ergänzt werden. Es kann auch Trocken- oder Backhefe dazugegeben werden, aber nur etwa 1/4 von dem, was sonst in den Teig für gebackenes Brot gegeben wird. In Einzelfällen kann dies jedoch zu Blähungen führen.

Tip: Dieses Brot ist für Menschen mit Getreideallergie (Zöliakie) gut geeignet!

SCHLUSSLICHT
ODER ZUM SCHLUSS DAS LICHT

Das elementarste Lebensmittel ist Licht. Je länger es gespeichert wird, desto länger kann es informieren und ordnen. Informieren heißt „in Form bringen".
Der Biophysiker Prof. Fritz A. Popp konnte mit Hilfe eines hochempfindlichen Messgeräts, das so sensibel ist, dass es theoretisch aus 20 Kilometer Entfernung eine Kerzenflamme registrieren könnte, beweisen, dass die lebende Zelle eine Lichtstrahlung hat. Er nannte diese Zellstrahlung „Biophoton". Photonen sind Lichtquanten, die selber ohne Masse sind. Es sind Strahlungsimpulse, die vom Leben im Menschen, im Tier und in der Pflanze ausgehen. Der Ausgangspunkt dieser Strahlung sind große Moleküle oder Makromoleküle (LM) in der lebenden Zelle.

Die Biophotonenstrahlung hat charakteristische Eigenschaften. Sie reagiert z.B. sehr empfindlich auf jede Störung im Zellverband, besonders stark beim Kochen. Je nach Einflussnahme auf das Lebensmittel verändert sich also die Kraft der Lichtstrahlung der Zellen.
Die Menge an Licht, die in der Nahrung enthalten ist, kann über die Qualität der Nahrung Auskunft geben. Prof. Popp nennt die Biophotonen auch „ultra-schwache Lumineszenzen" und fügt an: „Licht ist Nahrung. Licht ist Information." Was uns somit am Leben erhält, sind in erster Linie also nicht Kalorien und Proteine, sondern es ist das Licht oder die Information. Rudolf Steiner formulierte dies so, dass der Lichtaustausch weit wichtiger sei als der eigentliche Stoffwechsel. Das von der Pflanze gespeicherte Licht ist in der Nahrung unerlässlich, um die hohe Organisation aufrechtzuerhalten. Dieser Aspekt darf keineswegs unterschätzt werden, denn er ist lebensbestimmend. Je mehr Licht in der Nahrung enthalten ist, desto weniger

Nahrung muss der Organismus aufnehmen, desto unbelasteter ist er und weniger Verdauungsenergie benötigt er. Die Natur redet hier das Wort der Sparsamkeit.

Das Licht steuert die Lebensvorgänge, also auch unsere Gesundheit. Wo Licht fehlt, können Zellen nicht mehr miteinander kommunizieren und der Zellverband wird krank.

Sobald eine Zelle abstirbt, gibt sie das Licht sehr schnell ab. Abgestorbene Zellen von denaturierter Nahrung können keine Biophotonen mehr senden, Information also nicht mehr austauschen. Wenn die Zellen durch den Kochprozess absterben, geben sie das meiste Licht eben während dieses Vorganges ab. Dies sollte jedoch während der 24 Stunden im Verdauungsprozess geschehen, damit das Licht oder das Leben der Pflanze nicht verloren gehen, sondern in uns zu neuem Licht werden kann und somit zu neuem Leben. Wenn wir das Licht oder das Leben in die höchstmögliche Frequenz und somit in die Göttliche Ordnung bringen, dann schließen wir den Kreis.

Licht ist Leben, und Leben ist Liebe. Ob wir das Licht oder die Liebe über die Früchte oder dann am Schluss direkt aus der Sonne beziehen, ist dasselbe und nur noch eine Frage der Reife und der Effizienz. Bis wir so weit entwickelt sind, uns von Licht und Liebe zu ernähren, geht die Liebe durch den Magen. Ich wünsche Ihnen diese Liebe und allen Menschen in Ihrem Umfeld.

Nun freue ich mich, wenn Sie durch mein Kinderbuch für eine lebendige Ernährungsweise inspiriert wurden und viele Kinder (und Erwachsene) teilhaben können an den leckeren Speisen für eine optimale Kinderernährung.

Ihr
Urs Hochstrasser

NACHWORT

Die geistige Entwicklung der Kinder ist von grösster Bedeutung: „Gilt es doch für uns Eltern, unseren Nachkommen die Voraussetzungen zu schaffen, damit sie zu wachen, selbstständig denkenden, angstfreien, nicht manipulierbaren Menschen mit ungetrübten Sinnen die Herausforderungen des Lebens annehmen und lösen können."

Die vor uns liegende Zeit ist geprägt von großen Umwälzungen und Veränderungen auf allen Gebieten. Auch deshalb braucht es Menschen, die unsere Zukunft mit Weisheit gestalten können, weil sie um den Sinn des Lebens wissen. Sie werden als sozial denkende Wesen neue Wege des Zusammenlebens finden und den respektablen Umgang mit unserem Heimatplaneten praktizieren, ohne Gewinnmaximierung, ohne Ausbeutung von Menschen, Tieren und der Natur.

Kinder sind die Samen dieser Erde und es liegt an uns, dafür zu sorgen, daß die Samen aufgehen, wachsen und ihre Lebensaufgabe erfüllen können. Eine optimale Kinderernährung wie Urs sie uns lehrt, ist nicht nur gesund und bekömmlich, sie bietet die besten Voraussetzungen für eine geistige und körperliche, kindgemäße Entwicklung. Und die Rezepte von Urs sind einfach köstlich, nicht nur für Kinder.

Reiner Otto Schmid
Im Winter 2007/2008

Weitere Bücher von Urs Hochstrasser

ROHKOST - DIE LEBENDIGE NAHRUNG

In diesem Buch zeigt Urs Hochstrasser seinen Weg zur Erkenntnis, dass gesund leben mit Rohkost, der lebendigen Nahrung, Spass und Abwechslung bringt und jeden Gourmet verwöhnen kann. Dieses Werk ist ein Leitfaden, wie dies einfach und effizient realisiert werden kann und enthält viele Rezepte, die Sie in Staunen versetzen. 127 Seiten. Bestell-Nr. 1023/ 9,10 €

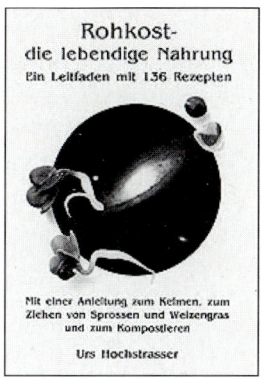

ICH BIN DAS GLÜCK
Selbstverwirklichung träumerisch einfach

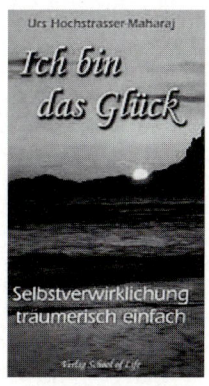

Urs Hochstrasser zeigt in diesem Buch, wie man sich selbst auf spielerische Weise effizient erforschen und störende Muster vorteilhaft verändern kann. Es ist eine Anleitung wie man buchstäblich traumhaft einfach sein ungeahntes Potential frei machen kann. Was die innere Welt ausstrahlt, reflektiert die äussere Welt zurück. Mit diesem Buch erhalten Sie einen Wegweiser zum eigenen Glück. 173 Seiten. Bestell-Nr. 1133/19,80 €

PURAVITA Naturwaren - Hildegard Schmid - Schmautzer-Büchl-Weg 19 a
82266 Inning - Telefon: 08143/959501 - Telefax: 08143/959502
mail: naturwaren@puravita.de - Internet: www.puravita.de

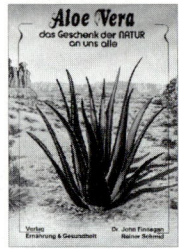
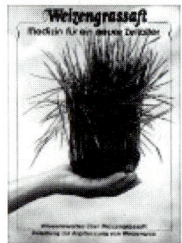
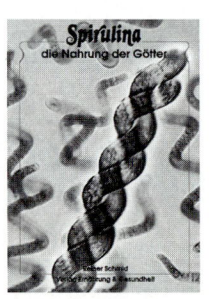
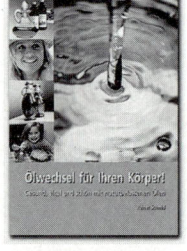

NATURPRODUKTE & HAUSHALTSGERÄTE
FÜR EIN GESUNDES LEBEN

Dinkel- und Gerstengras Pulver Rohostqualität

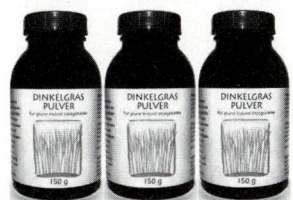

Bio-Trockenfrüchte in Rohkostqualität

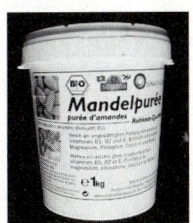

Bio-Mandelpüree kaltgewalzt von Urs Hochstrasser

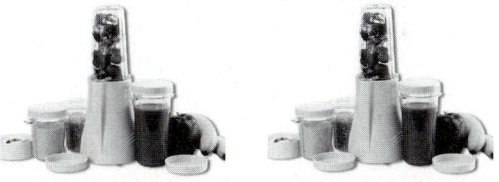

Personal Blender - der flinke Mixer
ideal für kleine Mengen zur Zubereitung von
Baby- und Kleinkindkost

✧ ✧ ✧ ✧ ✧

ERNÄHRUNGS- UND LEBENSBERATUNG
(nur nach Terminvereinbarung)

PURAVITA Naturwaren - Hildegard Schmid - Schmautzer-Büchl-Weg 19 a
82266 Inning - Telefon: 08143/959501 - Telefax: 08143/959502
mail: naturwaren@puravita.de - Internet: www.puravita.de